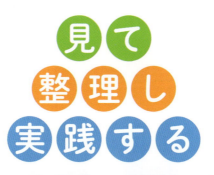

# 基礎看護技術

臨床ですぐに役立つweb動画付き

編集
藤井千枝子

三輪書店

本文イラストレーション：おたざわゆみ
編集協力：新居功三

# 序

　本書は、人の安全や安寧を支えるための実践技術として、感染予防、採血、注射・輸液、ドレーン・導尿・吸引で構成しました。この実践技術は医療のみならず福祉関連の実践にも共通するものと考えています。

　日本は技術大国といわれてきました。その技術の特徴には「整える」と「システム化」があると思います。「整える」は安全に確実に発展するための先人たちの実践知であり、「システム化」は互いに協働して発展するための社会知です。技術は、多くの英知のかたまりであるといえます。

　「整える」には、実践する場を整える技術だけではなく、実践する人それぞれの頭の中を整理整頓する技術、実践の対象となる人と実践する人の姿勢を整える技術などもあり、これらの先には機能美があります。実践は細かな手順の積み重ねです。多くの手順が錯綜する臨床現場では、実践する人たちの頭の中が、からまった糸のような状態になりやすくなります。「システム化」により、標準化するものと個別化するものを見て、からまった糸をほどき、患者個々に最善の医療を提供します。

　私たちは本書をつくるうえで、看護学生や新人看護師に伝えたいことを映像にして振り返り、表現の試行錯誤をしてきました。本書の写真や動画には、絵の具を使って色をつけるなど、リアリティよりも、わかりやすさを優先して工夫したところがあります。本書がきっかけになり、技術談義が進み、創造性が広がることを願っています。

　本書の読者は、医療従事者としてデビューする人たちと、そのメンター（指導者、助言者）となる人たちを想定しています。誠実な思いは患者のためであり、それは自分に返ってくるものです。実践者として挑戦しつづける仕事があることは、とても幸せなことです。私たちは、医療従事者を志す人たちを支えるため、自分たちも成長しなければならないという思いで、これをつくりました。私たちは志のある人たちの力を発揮できる環境を整えることに貢献したいという気持ちをもっています。アドバイザーになっていただいた後藤美惠子さんが私たちを応援し見守ってくださった気持ちも、そこにあると思います。

　最後になりましたが、本書の完成にあたっては三輪書店の野沢聡さん、ニイ編集室の新居功三さんのお力添えをいただきました。心より御礼申し上げます。

2018年2月

藤井千枝子

# 目　次

## 第1章　感染予防

### 1　感染予防における判断　2

必要性の判断　2／判断のための思考の枠組み（例）　2

### 2　感染予防の基本　4

感染の成立　4／感染予防の必要性　4
標準予防策（スタンダードプリコーション）　5／感染経路別予防対策　5
清潔と不潔　6／器物の最終処理と再利用の過程（洗浄、消毒、滅菌）　7
洗浄　8／消毒　8／滅菌　9／消毒と滅菌の有効期限　10

### 3　手の清潔～その手は？　11

感染予防の基本行動　11／手指衛生　11／手の清潔の基本　14

### 4　無菌的な扱い～そこは触ってもよい？　15

物品の先端部の取り扱い　15／物品の接続部の取り扱い　16／手袋　18

### 5　清潔・不潔領域と無菌領域～その場所は？　22

清潔領域と無菌領域の確保と取り扱い　22／病室の管理　26
個人防護具の使い分け　26

### 6　物品の使用前後の注意事項～使用前？　使用後？　29

注射器の取り扱い　29／マスクの取り扱い　32
ガウン・エプロンの取り扱い　33／マスク、エプロンの注意点　37
使用後の物品の取り扱い　37／感染予防のポイント　39

## 第2章 採血

### 1 採血における必要性の判断と実施の流れ　42
必要性の判断　42／採血時の基本　42／採血時の主なリスク　42
採血時の整備　45

### 2 状況に応じた技術の選択　46
真空採血法と注射器による採血法（シリンジ法）　46

### 3 採血の準備　49
物品の確認　49／採血部位　55

### 4 採血の実施　57
作業環境の整備　57／姿勢の確認　57／駆血　58／採血部位の消毒　60
皮膚の伸展　60／穿刺　62／侵襲の少ない技術の検討　63
採血管への血液検体の注入　66／駆血帯の解除と抜針　67／検査結果　68

### 5 採血の実施後　72
後かたづけ　72／記録・評価　72

## 第3章 注射・輸液

### 1 注射および輸液における判断　76
必要性の判断　76／注射法の種類　76／状況に応じた技術の選択　78

### 2 注射の準備　79
基本的な確認事項　79／注射に用いる物品の準備　84／薬剤の準備　88

## 3 注射の実施　92

必要物品の確認　92／消毒　92／注射の実施前の確認　93／注射部位　94
注射の手順　96

## 4 輸液の実施　100

必要物品　100／輸液の種類　101／水分出納（イン・アウトバランス）　102
滴下数の手動による調整　103／輸液ポンプとシリンジポンプ　105
輸液の手順　112

## 5 注射・輸液の実施後　116

後かたづけ　116／評価・記録　116

## 6 インスリン注射（自己注射）　117

糖尿病と血糖コントロール　117／インスリン注射　117
血糖値の測定　120／低血糖の注意点　122

# 第4章　ドレーン・導尿・吸引

## 1 状況に応じたドレーンの選択　124

必要性の判断　124／ドレーンとカテーテルの違い　124
ドレーン管理の視点　125／ドレーンの分類　126

## 2 腹腔ドレナージ　129

開放式ドレナージ　129／閉鎖式ドレナージ　130／排液の観察　133
ライン（ルート）の管理　136

## 3 胸腔ドレナージ　139

目的に応じた使用方法の違い　139／胸腔排液用装置の構造　140
胸腔ドレーン挿入の準備　140／胸腔ドレーン挿入の介助　142
胸腔ドレーン挿入直後のケア　142／胸腔ドレーン挿入中のケア　143

## 4 ドレナージの引く力　144

陰圧　144／機械の力　144／引く力の変化　144

## 5 ドレーン挿入による患者への影響とケア　146

痛み　146／皮膚障害　146／生活動作に伴う負担　146

## 6 ドレナージによる排液の処理　147

イン・アウトバランスの観察　147／排液バッグの感染管理　147

## 7 尿道カテーテル　148

尿道カテーテルの目的と種類　148
導尿の方法による違い（一時的導尿、持続的導尿）　149／一時的導尿　151
持続的導尿（膀胱留置カテーテルの挿入）　154

## 8 吸引カテーテル　160

吸引とは　160／必要性の判断　160／吸引カテーテルの種類　162
吸引カテーテルの引く力　163／喀痰の観察　164／吸引によるリスク　165
吸引の実際　167

### コラム

交差感染　21／酸素化の指標　161
吸引前のバッグバルブマスクでの換気　169／電動式低圧吸引器の操作　172

＊本書に掲載している写真・動画は、本人の同意と許可を得て撮影・掲載しています。

# 動画一覧

## 第 1 章　感染予防

| | | | |
|---|---|---|---|
| | p.13 | 図 1-4 | 流水と石鹸による手指衛生 |
| | | 図 1-5 | 擦り込み式手指消毒 |
| | p.17 | 図 1-10 | 注射器の接続 |
| | p.19 | 図 1-12 | 滅菌手袋の装着 |
| | p.20 | 図 1-14 | 手袋を外す |
| | p.23 | 図 1-17 | トレイの清潔領域の確保 |
| | p.24 | 図 1-19 | 膿盆とトレイの配置 |
| | p.30 | 表 1-7 | 注射針のキャップを外す |
| | p.31 | 図 1-25 | 1．注射前のリキャップの方法 |
| | | | 2．注射後のリキャップの方法 |
| | | 図 1-26 | リキャップによる針刺し事故 |
| | p.35 | 図 1-29 | ガウンを脱ぐ |
| | p.36 | 図 1-31 | 1．エプロンを着る |
| | | | 2．エプロンを脱ぐ（Type2） |

# 第2章 採血

| | p.48 | 表2-5 | 1. 真空採血法 |
| | | | 2. 注射器による採血法 |
| | p.54 | 図2-8 | 1. 採血管への分注 |
| | | | 2. 転倒混和（よい例） |
| | | | 3. 転倒混和（悪い例） |
| | p.58 | 図2-12 | 1-1. 留め具のない駆血帯の装着 |
| | | | 1-2. 留め具のない駆血帯の解除 |
| | | | 2-1. 留め具のある駆血帯の装着 |
| | | | 2-2. 留め具のある駆血帯の解除 |
| | | | 3-1. ワンタッチ式駆血帯の装着 |
| | | | 3-2. ワンタッチ式駆血帯の解除 |
| | p.60 | 図2-14 | 一方向への消毒 |
| | p.63 | 図2-18 | 穿刺 |
| | p.65 | 図2-20 | 1. 針の中心に力がかかる |
| | | | 2. 手首を回転 |
| | p.68 | 図2-21 | 抜針のよい例 |
| | p.73 | 図2-22 | 1. 針刺し事故 |
| | | | 2. 片手で分別廃棄 |

## 第3章　注射・輸液

| | p.85 | 図3-6 | 1. 中口の注射器 |
| | | | 2. 横口の注射器 |
| | | | 3-1. 横口で薬液が満たない |
| | | | 3-2. 横口で薬液が満たない |
| | p.87 | 図3-11 | 翼状針の穿刺 |
| | | 図3-12 | 1. 留置針の穿刺のイメージ |
| | | | 2. 誤刺防止機能付留置針 |
| | p.90 | 図3-13 | 1. アンプルの吸い上げ |
| | | | 2. 吸い上げ時の手の動き |
| | p.91 | 図3-14 | バイアルの準備 |
| | p.94 | 表3-7 | 1. 皮内注射後の対応 |
| | | | 2. 注射後軽く揉む |
| | p.95 | 図3-16 | 皮下注射（上腕伸側部）の部位 |
| | | 図3-17 | 筋肉注射（三角筋）の部位 |
| | p.97 | 表3-8 | 1. 注射器の準備 |
| | | | 2. アンプルの準備 |
| | p.103 | 図3-21 | 点滴筒 |
| | p.107 | 表3-13 | 輸液ポンプの準備 |
| | p.108 | 表3-14 | 1. サイフォンの原理 |
| | | | 2. シリンジポンプの準備 |
| | p.110 | 図3-24 | 1. 三方活栓はOFF方向には流れない |
| | | | 2. 三方活栓のトラブル（接続部の外れ） |

| | | |
|---|---|---|
| | | 3. 三方活栓の接続（よい例） |
| | | 4. 三方活栓の接続（悪い例） |
| | p.112　表 3-16 | 1. 溶解用液の準備 |
| | | 2. バイアル製剤の準備 |
| | | 3. 輸液製剤への混注 |
| | | 4. 輸液セットの準備 |
| | p.113 | 5. 点滴筒に薬液を満たす（点滴筒を押さない方法） |
| | p.115　表 3-17 | 輸液の終了 |
| | p.119 | インスリン注射の実施 |
| | p.121 | 血糖値の測定：1. 穿刺器具の準備 |
| | | 2. 指の消毒と穿刺 |
| | | 3. 測定 |
| | | 4. 注射針の廃棄 |

## 第4章　ドレーン・導尿・吸引

| | | |
|---|---|---|
| | p.137　図 4-15 | ミルキングローラー |
| | p.151　表 4-7 | 膀胱留置カテーテルの留置のイメージ（持続的導尿） |
| | p.153　表 4-8 | 1. 尿道の消毒（男性） |
| | | 2. 尿道の消毒（女性） |
| | p.154　表 4-8 | バルーンへの滅菌蒸留水の注入 |
| | p.172　コラム | 1. 低圧持続吸引器のセット |
| | | 2. 警告音の確認 |
| | | 3. 排液バッグ、ドレンタンクを外す |
| | | 4. 排液バッグの外しかた |

## 執筆者一覧

### ●編集

藤井千枝子　　　慶應義塾大学看護医療学部教授

### ●執筆

藤井千枝子
第1章　感染予防、第2章　採血、第3章　注射・輸液

小澤　知子　　　東京医療保健大学医療保健学部看護学科准教授
第4章　ドレーン・導尿・吸引

弘田　伴子　　　公益社団法人日本看護協会看護研修学校認定看護師教育課程
第3章　注射・輸液：インスリン注射（自己注射）

### ●アドバイザー

後藤美惠子　　　社会福祉法人興寿会 特別養護老人ホーム興寿苑看護部長
　　　　　　　　興寿苑訪問看護ステーション管理者

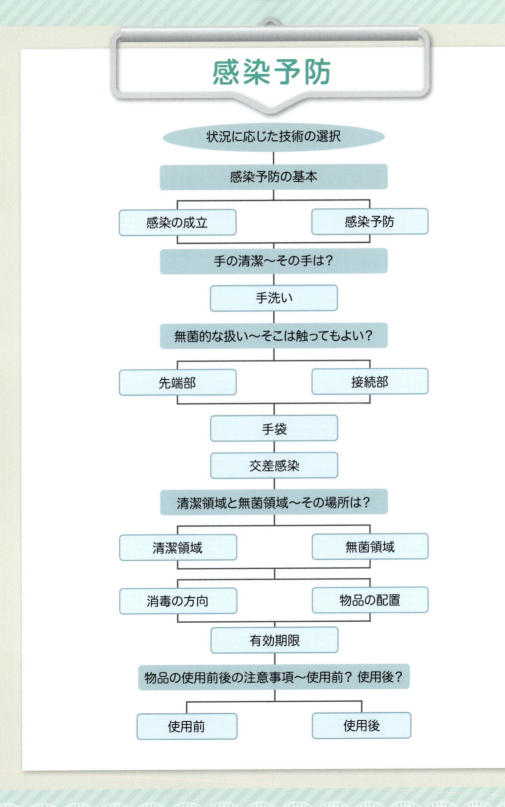

# 第1章

## 1 感染予防における判断

### 必要性の判断

　感染予防はすべての看護実践の基本になります。実践力を高めるためには、感染予防の基本原則に新たな知見を加えながら判断を重ねていくことが重要です。そのためには確かな知識や情報を得ていく姿勢も大切になります。

　感染に関する知見は、Centers for Disease Control and Prevention（CDC；米国疾病予防管理センター）のガイドラインや国内の学会の情報などから、信頼性の高い情報を得ていきます。所属する施設の方針などをふまえ、「原則は何か」を考え、最善の感染予防策を選択します。また、患者の心身の状態を考慮した感染予防を実施していくことが大切です。

### ➕ 判断のための思考の枠組（例）

感染予防には次の4つの思考の枠組を提案します（図1-1）。

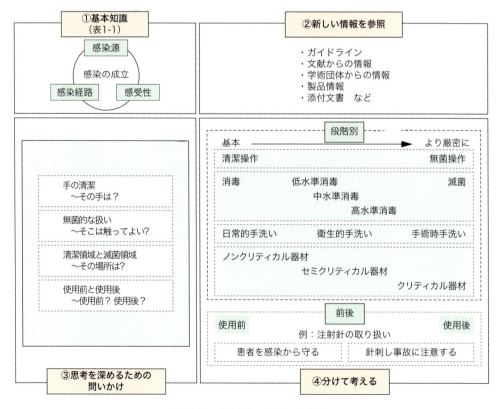

図1-1　感染予防の思考の枠組み

# 感染予防

①感染予防のための「基本知識」をもつ（表1-1）。
②まだ十分な基本知識になりえていないことは「新しい情報を参照」していく。
③基本知識と新しい情報を照合しながら、「思考を深めるための問いかけ」をしていく。
④現実的な問題を「段階別や前後に分けて考える」ことで、頭の中を整理する。

1 感染予防における判断

表1-1　感染の成立：感染源・感染経路・感受性の意味と分類

| 感染源 | | | |
|---|---|---|---|
| **感染源とは**：病原体が宿主の生体内に侵入し、病原性を発揮し、定着し、増殖することを感染といい、その病因（感染の原因）を感染源という<br>**基本対策**：早期発見、保菌者の検索・応急入院や学校への出席停止、就業制限、検疫などを行う | | | |
| ヒト（病原体を有し、排出して感染源となる） | 発症者 | 感染した病原体による症状がある人 | |
| | 保菌者（キャリア）：病原体保有者 | 健康保菌者：無症状の保菌者<br>潜伏期保菌者：感染直後の発症前の保菌者<br>回復期保菌者：感染後の症状が消退した保菌者 | |
| | 接触者 | 保菌者に接触し感染が成立した可能性があるが、発症していない人 | |
| 動物（感染源動物） | 人畜共通感染症（ヒトと動物との共通の感染症）に感染するなど病原体やその感染経路をもち、宿主になる動物 | | |
| 環境（病原巣） | 病原体がヒトを取りまく環境の中で生息している（生物、土壌、食品など） | | |

| 感染経路 | | | |
|---|---|---|---|
| **感染経路とは**：病原体が新たな宿主の生体内に侵入するまでの経路のこと。感染経路は複数のこともある<br>**基本対策**：消毒、ネズミや節足動物など媒介動物の駆除、通行制限、汚染食品の廃棄、上下水道の整備など | | | |
| 直接伝播 | 直接接触 | 接触感染：病原体との直接の接触による感染<br>性感染：病原体を有する相手との性行為による感染<br>土壌感染：土壌に存在する病原体による感染<br>咬傷感染：病原体を有する動物の咬傷（かみ傷）による感染 | |
| | 飛沫散布 | 飛沫感染：病原体を有する咳やくしゃみによる飛沫など、1～2m以内での感染<br>飛沫核感染：病原体を含む水分が蒸発した後の飛沫核が空気中に漂い感染 | |
| | 母子感染 | 経胎盤感染：胎児が胎盤を通過した病原体から感染<br>経産道感染：胎児が分娩時の産道や母体血の病原体から感染<br>経母乳感染：乳児が母乳中に分泌される病原体から感染 | |
| 間接伝播 | 環境感染 | 塵埃感染：病原体がほこりと一体になって空気中へ漂い感染 | |
| | 媒介物感染 | 媒介物感染：食器や注射器などを介した感染<br>水系感染：飲用水を介した感染<br>食物感染：食物を介した感染 | |
| | 媒介動物感染 | 機械的感染：病原体がヒトとは異なる動物の体表に付着し媒介<br>生物学的感染：病原体を体内に有した動物が媒介 | |

| 感受性 | | |
|---|---|---|
| **感受性とは**：病原体に対する抵抗力のこと。免疫（能動免疫、受動免疫）、年齢、人種、遺伝のほか、生活習慣や社会状況が関与する。宿主の抵抗力が高ければ感染しないか、軽度の発症となる<br>**基本対策**：予防接種などによる集団免疫による予防、健康増進など | | |
| | 自然 | 人工 |
| 能動免疫 | 不顕性感染＊を含む過去の感染により獲得した免疫。病後免疫ともいう | 生ワクチンや不活化ワクチン、トキソイドなど病原体から獲得した免疫 |
| 受動免疫 | 経胎盤や母乳から母の抗体を得ることにより獲得した免疫。母子免疫ともいい、効果は6か月程度持続する | ヒトまたは他の動物由来の免疫グロブリン（抗体）の静脈注射により獲得した免疫。効果は短期間 |

＊不顕性感染：感染しても症状が現れないもの。感染して症状が現れるものは顕性感染という

# 第1章

## 2 感染予防の基本

### 感染の成立

　感染とは、病原体が宿主に侵入し、病原性を発揮し、定着し、増殖することです。
　感染の成立には、感染源（病因）、感染経路（環境）、感受性（宿主の抵抗力）という3つの視点があり、これらが輪のようにつながると感染症が起こると考えられています（表1-1）。
　感染予防の原則は、この3つの視点からなる感染の輪を断つことです。

### 感染予防の必要性

①感染源となるものは常に存在する。
②抵抗力、免疫力が下がっている患者がいる。
　生物であるヒトは無菌状態で暮らすことはできず、様々な生物と共存しています。しかも患者の中には疾患や治療により、本来あるべき抵抗力や免疫力が低下している人もいます。このような場合、体に触れる物は、よりいっそう清潔であるもの、あるいは無菌であるものを使用し、感染のリスクを減らすようにしなければなりません。
　たとえば手術は、皮膚で守られている身体の一部を切開することにより、体の内側が外の環境に直接通じる状態となります。このため感染源による体への侵襲が懸念されます。侵襲を最小限にするためには、滅菌した器物を用います。
　病院などの施設では、免疫力や抵抗力が下がって感染のリスクがある患者と、感染源となりうる患者が同時に療養しています。いかなるときも感染を予防する行動が必要です。
③医療従事者自身が感染媒介者になりうる。
　人や器物など、何かを介してリレーのように感染を起こすことを**交差感染**といいます。たとえば、汚染物の処置後に、何気なく白衣のポケットに手を入れると、そのポケットに入っていたペンは汚染されます。そのペンを別の場所に置いてしまうと、そのペンを別の人が触れて感染が広がる、ということが考えられます。自分自身の行動や、触れる物など一つひとつに感染予防の意識を高める必要があります。
④医療従事者自身にも感染の危険がある。
⑤目的に合わせた器物を使用する。

器物は、使用済みのものを洗浄・滅菌処理などをして使う場合だけでなく、ディスポーザブル（単回使用）の製品を利用することがあります。ディスポーザブルの器物はコストがかかるうえに、廃棄物となります。このため、目的に合わせて必要なものを過不足なく使うように意識を高める必要があります。

## ➕ 標準予防策（スタンダードプリコーション）

CDC（米国疾病予防管理センター）の標準予防策（standard precautions；スタンダードプリコーション）では、すべての湿性物質（血液、体液、分泌液、排泄物、傷のある皮膚、粘膜）は"感染の恐れがある"とみなして対応します。すべての人が病原体を保有することを前提とし、これを感染予防の基本とします。具体的には、以下のような内容が含まれます。

- 手指衛生の徹底：手洗い、手指消毒。
- 個人防護具の使用：手袋、ガウン（エプロン）、マスク、ゴーグル（フェイスシールド付きマスク）など。
- 適切な器材の扱いや廃棄。
- 環境管理：清掃、消毒。
- 職業感染の予防：針刺し事故防止など。
- 咳エチケット：飛沫感染の予防。
- 安全な注射手技。

## ➕ 感染経路別予防対策

標準予防策に加え、感染経路を断つため、感染経路別の感染防止対策の実施が推奨されています（表1-2）。

表1-2　感染経路別の感染防止対策

| 感染経路 | 感染防止対策（主な病原体、感染症） | 対策の例 |
| --- | --- | --- |
| 接触感染 | 医療従事者や環境を介した接触感染の予防（MRSA*や様々な薬剤耐性菌など） | ・器具の専用化<br>・エプロンや手袋の着用 |
| 飛沫感染 | 咳、くしゃみなどによる飛沫感染を予防（インフルエンザ、風疹など） | ・リスクを考慮し、患者どうしを1m以上離してベッド配置<br>・医療行為を行うときや、患者が病室外に出るときのサージカルマスクの着用 |
| 空気感染 | 空気中の病原体からの感染を予防（麻疹、水痘、肺結核など） | ・陰圧個室の使用<br>・N95マスクの着用 |

＊MRSA：methicillin-resistant Staphylococcus aureus、メチシリン耐性黄色ブドウ球菌。

# 第1章

## ✚ 清潔と不潔

### ○清潔・不潔

　清潔と不潔は、一般にも使われる言葉です。医療用語の不潔とは清潔でないことを示します。清潔でないもので人や物に触れない、清潔でないものは清潔な場所に置かないなど、清潔と不潔の区分が感染予防の基本的な行動につながります。感染の恐れがあるため器物の接続部には直接触れないなど、基本は一般的な清潔を保つ考えかたと同じです。

### ○清潔操作・無菌操作

　清潔操作は、手指衛生後に行い、常に清潔な状態を保ちながら医療に必要な器物を取り扱います。ただし手指は、洗浄をしても、消毒薬を擦り込んでも、無菌状態にはなりません。手を洗ったばかりの清潔な手だからといって、清潔な器物のどこに触れてもよいということにはなりません。

　また、滅菌されたものは、滅菌されたもので触れ、無菌状態を保ちながら取り扱います（図1-2）。

|  | 清潔に | より清潔に | 無菌的に |
|---|---|---|---|
| 操作の例 | 手洗いをしてチューブの接続をする 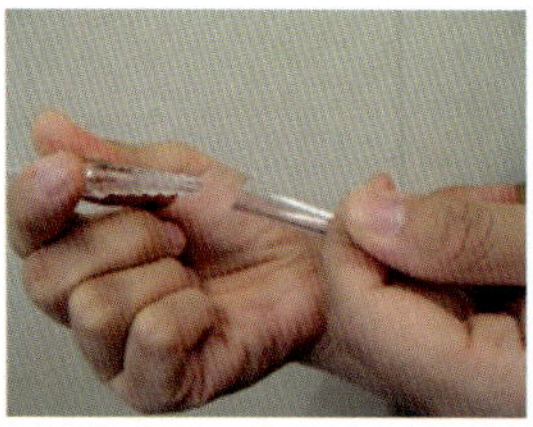 | 免疫力が低下している患者の注射準備を、ディスポーザブル手袋をして行う 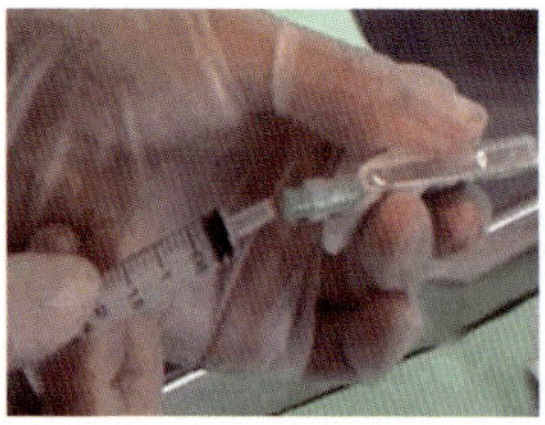 | 滅菌手袋を使用して、滅菌してある留置カテーテルを挿入する 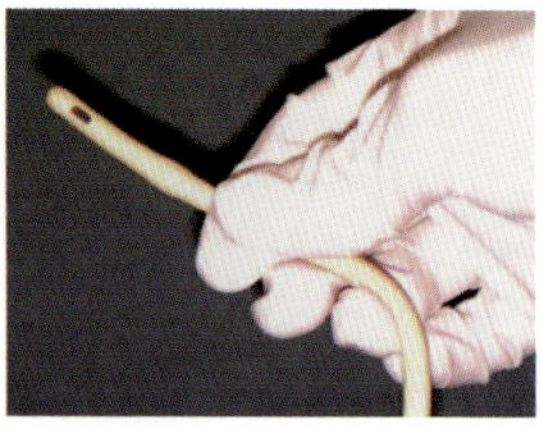 |
| 注意点 | 手洗いをしても、チューブの接続部に触れないよう注意する | 手洗いをしても完全に落ちない手指の汚れからのリスクを減らすためにディスポーザブル手袋をする<br>ディスポーザブル手袋は、廃棄処理や排泄時の介助など、医療者自身を感染から守り、感染の媒介者にならないために用いる | 患者への感染のリスクがないように、患者の身体の中に入るカテーテルなどは無菌的に扱う滅菌処理された手袋で、滅菌処理されたカテーテルを持つ |

図1-2　清潔操作、無菌操作の例

# 感染予防

## ○不潔領域と清潔領域・滅菌領域

　洗浄、消毒が行われたものを「清潔領域」とし、それらの処置が行われていないものを「不潔領域」として区分します※。滅菌処理を行った滅菌領域と清潔領域との区分も必要です。

　**段階的な区分**：感染予防の観点から「不潔なもの→洗浄したもの→消毒したもの→滅菌処理したもの」と、段階的に分けて考えていきます。

　**使用前と使用後の区分**：清潔と不潔の領域を区分するとともに、使用前のものと、使用後のものも区分します。準備の段階から、後かたづけをするときのことを意識しておきます。あらかじめゴミ袋などを準備しておくと、清潔領域を保ちつつ、廃棄がスムーズにできます。

※言葉としての「清潔」と「不潔」
　清潔なものを清潔に保つために、医療従事者は「そこは清潔」とか「不潔になった」といった言葉を口にすることがあります。患者は、この"不潔"という言葉を聞くと、その言葉自体に驚くかもしれません。清潔と不潔の区分は重要ですが、その言葉を用いるときは、聞いた側が受ける印象にも注意をはらいます。

## ✚ 器物の最終処理と再利用の過程（洗浄、消毒、滅菌）

　使用した器物は、どこでどのように廃棄するかを考える必要があります。または廃棄せずに封入して、次の処理を専門家に任せ処理する場合もあります。

　使用した器物を再使用する場合は、分解し、洗浄し、個々を点検し、組み立て、包装するという過程があります。最終処理として、①洗浄、②消毒、③滅菌の目的に合ったレベルにまで処理をします（図1-3）。

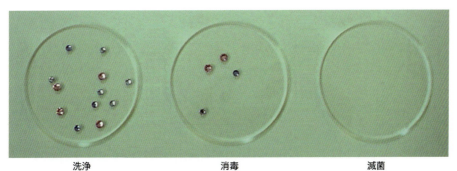

洗浄
洗剤（酵素洗剤など）と水を使い、有機物や汚れを除く

消毒
人体に有害な微生物を物理的・化学的な手段を用いてなくすか、菌量を少なくする

滅菌
すべての微生物を物理的・化学的手段を用いて殺滅するか、完全に除いて無菌状態をつくる

図1-3　洗浄、消毒、滅菌のイメージ

# 第1章 感染予防の基本

## ➕ 洗浄

### ○効果的な洗浄法の選択

　乾燥した汚れは落ちにくくなります。また、血液、垢(あか)などの人体から出る汚れや食品などのタンパク質の汚れは、熱湯をかけると汚れの中のタンパク質が固まり、汚れが落ちにくくなります。

　どのような洗剤を使うと汚れが落ち、器物の消耗がないかなど、汚れに対する効果的な洗浄法を選択します。

### ○十分な洗浄と乾燥

　十分な洗浄を行うことによって、その効果は消毒に近づきます。また、十分に乾燥することによって、その消毒効果は高まります。

## ➕ 消毒

### ○消毒法の種類と選択

　消毒法には、物理的消毒法と化学的消毒法があります。消毒の確実性と安全性の面から可能な場合は、物理的消毒法を選択します。

　**物理的消毒法**：①煮沸、②熱水、③蒸気、④間欠（熱水、蒸気などの加熱操作を繰り返す）、⑤紫外線など、消毒薬を使用しない方法。

　**化学的消毒法**：熱を使用できない器物に対し、液体や気体（ガス）の消毒薬を使用する方法。

### ○消毒の水準による分類

　**高水準消毒**：大量の芽胞（微生物が生きのびるための器官）がある場合を除き、すべての微生物を殺滅します。

　**中水準消毒**：芽胞をもつ微生物以外のすべての微生物の殺滅、または一部の芽胞をもつ微生物の殺滅をします。

　**低水準消毒**：消毒薬に耐性がある一部の菌以外の微生物を殺滅します。

### ○消毒薬の選択の基本

　①目的とする微生物への効力、②求める消毒の水準、③消毒する対象物、に応じた消毒薬を選択します。

　器物における消毒の水準は、クリティカル、セミクリティカル、ノンクリティカルに分けられています（表1-3）。

表1-3 機器・環境の処理法

| リスク分類 | 対象 | 例 | 処理法 |
|---|---|---|---|
| クリティカル | 無菌の組織や血管系に挿入するもの | 手術用器械、インプラント器材、針 | 高水準消毒薬に長期接触 滅菌 |
| セミクリティカル | 粘膜または創のある皮膚と接触するもの | 人工呼吸器回路・麻酔関連器材・内視鏡 | 高水準消毒 |
| | | 体温計（口腔） | 中または低水準消毒 |
| ノンクリティカル | 医療機器表面 | モニタ類 | あらかじめドレープでカバー 清拭清掃 |
| | 皮膚に接触する介護用具 | 血圧計のカフ・聴診器 | 低水準消毒 アルコール清拭 |
| | ほとんど手が触れない | 水平面（床） | 定期清掃、汚染時清掃、退院時清掃 |
| | | 垂直面（壁・カーテン） | 汚染時清掃、汚染時洗浄 |
| | 頻回に手が触れる | ドアノブ・ベッド柵・床頭台のテーブル | 1日1回以上の定期清掃または定期消毒 |

（小林寛伊編：消毒と滅菌のガイドライン，新版，p.21，へるす出版，2011．より引用）

○消毒薬を用いるときの3要素：濃度、時間、温度

**濃度**：指定された適切な濃度で使用します。低濃度では効果が期待できず、高濃度では有害作用や環境負荷が大きくなります。

**時間**：消毒薬と微生物の接触する効果的な時間を守ります。

**温度**：通常20℃以上で使用します。低温では十分な消毒効果が得られないことがあります。

##  滅菌

○滅菌法

滅菌法は、高温や高圧、ガスによる化学作用など、対象の器物に適した方法を選択し、すべての微生物を除去することを目的とした方法です。

○滅菌法の種類

**加熱法**：高圧蒸気法（高圧・高温で滅菌）、乾熱法（乾燥・高温で滅菌）
**照射法**：放射線法、高周波法
**ガス法**：エチレンオキサイドガス（EOG）法、過酸化水素低温ガスプラズマ法、過酸化水素蒸気滅菌法、ホルムアルデヒドガス法
**濾過法**：濾過により微生物を分離し除去

## ✚ 消毒・滅菌の有効期限

　消毒も滅菌も、その効果は永久的ではありません。有効期限内であるかの確認と同時に、どのような方法で消毒または滅菌したか、その後は正しく保管されていたかどうか、器物の変形や損傷はないかを確認して使用します。

参考文献
1) 小林寛伊編：消毒と滅菌のガイドライン，新版，へるす出版，2011．

# 3 手の清潔 ～その手は？

## 感染予防の基本行動

　感染予防の基本行動を、ここでは「手の清潔～その手は？」「無菌的な扱い～そこは触ってもよい？」「清潔・不潔領域と無菌領域～その場所は？」「物品の使用前後の注意事項～使用前？　使用後？」という4つの問いかけで解説したいと思います。こうした自問の中から、自分の行動のルールが身につくことを願っています。
　その中でも「その手は？」の問いにあたる手洗いは、感染予防のうえでもっとも基本的で重要な対策です。

## ➕ 手指衛生

### ○手指衛生の重要性

　「医療現場における手指衛生についてのガイドライン」（2009年、世界保健機関）では、医療従事者の手により病原体が伝播することから、手指衛生の重要性が示されています。
　手指衛生は、手指を介する感染から「患者を守る」とともに「医療従事者自身を守る」ために行います（表1-4）。

### ○手洗いによる皮膚の損傷

　頻繁な手洗いによる皮膚の損傷は、その場所が新たな感染源となると考えられ、日常の手指のスキンケアも大切になります。
　アルコール手指消毒薬は、アルコールによる手荒れを防ぐように改良されてきています。また、効果的な手指衛生についても様々な研究がされています。

表1-4　衛生レベル別手指衛生

| 衛生レベル | 行う場面 | 部位 |
| --- | --- | --- |
| 日常的 | 日常業務全般（出勤時、食事、トイレ、掃除の後、食物を扱うときなど） | 主に手掌と手首 |
| 衛生的 | 医療行為の前後（無菌操作前など） | 主に手掌と手首 |
| 手術時 | 手術前 | 手掌、手首、肘まで |

## ○目に見える汚れと手洗い

目に見える汚れがある場合は、アルコール手指消毒薬だけでは有機物を変性させて取り除くことが難しいため、「流水と石鹸（せっけん）による手洗い」を行います。

目に見える汚れがない場合は、アルコール手指消毒薬を用いた「擦（す）り込み式手指消毒」を行います。

食品を扱う前や、食事の前後や、トイレ、咳やくしゃみを手で押さえた後は、目に見える汚れがなくても「流水と石鹸による手洗い」を行います。

## ○手術時の手洗い

手術時の手洗いは、手術中に手術部位が汚染されないために必要で、大切な行為の一つです。

手洗いに際しては、手荒れ予防のためにブラシを使わず、滅菌水での手洗いの後にアルコール手指消毒薬を用いる方法を選択する施設もあります。

手術時は、術者の感染予防のためにも、適切な手袋を使用します（p.18参照）。

## ○交差感染と手指衛生

交差感染とは、患者から患者、患者から医療従事者に、直接または器物を介して感染が広がることです。

ベッド上安静の患者が、離れた病室のベッド上安静の患者の病原体により感染するのは、互いに直接接することがないため「ない」ことです。しかし、医療従事者が患者から患者へと病原体を運んでしまうことで感染が起きる可能性があります。

この感染を防止することが必要です。手指衛生の推進により、人から人へ、または器物を介した感染が起きないようにする十分な配慮が求められます（p.21のコラム参照）。

## ○手指衛生のタイミング

手指衛生のタイミングは、①患者に触れる前、②清潔／滅菌操作の前、③体液に曝露（ばくろ）された可能性があるとき、④患者に触れた後、⑤患者周囲の物品に触れた後、です。

## ○手指衛生の方法

手指衛生の具体的な順序には、手掌から行う方法、指先から行う方法など、それぞれありますが、本書での「流水と石鹸による手洗い」は、まず石鹸を泡立てるために手掌から（図1-4）、「擦り込み式手指消毒」は、汚れが残りやすい指先、特に爪の周囲から行う方法を提示します（図1-5）。

# 感染予防

## 3 手の清潔 〜その手は？

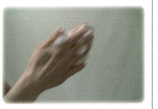
1. 流水で手をぬらし、石鹸を手に取ります
2. 手掌でよく泡立てます

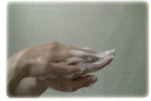
3. 手掌と手背を、指を組みながら洗います（左右）

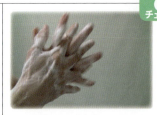
4. 手を合わせ、指を組んで洗います

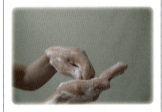
5. 指先、爪を手掌で洗います（左右）

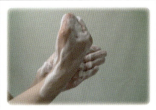
6. 親指の周りを洗います（左右）

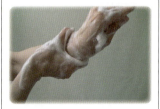
7. 手首を包むように洗います（左右）

図1-4　流水と石鹸による手指衛生

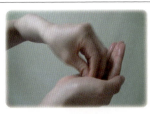
1. 消毒薬を手に取ります
2. 指先に擦り込みます（左右）

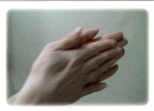
3. 手掌に擦り込みます

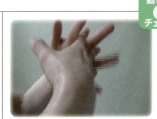
4. 指の間に擦り込みます

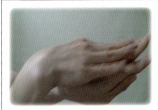
5. 手の甲に擦り込みます（左右）

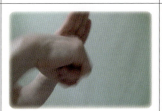
6. 親指の周りに擦り込みます（左右）

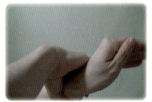
7. 手首を包むように擦り込みます（左右）

図1-5　擦り込み式手指消毒

## ✚ 手の清潔の基本

①ユニフォーム、頭髪、爪など身なりを整えます。

②時計や指輪などのアクセサリーは、外して十分に手を洗います。
　　指輪が外せない場合は、指輪をずらして洗います。

③手洗いは、手指だけでなく、手全体や手首も十分に洗います。

④手洗いの後に蛇口を閉めるときにも注意が必要です。
　　せっかく洗ったばかりの手で、洗う前に触れた蛇口をそのまま閉めるのではなく、ペーパータオルで蛇口を閉めるといった工夫をします。

⑤洗浄後は十分に乾かします。

⑥手洗いの原則は「一患者、一処置、一手洗い」です。
　　患者自身では手の届かない部分へ感染が広がった場合は、ケア提供者が介した可能性が高いといえます。部位ごとに感染源が異なる場合もあり、これを広げることのないように考えた手洗いが必要です。

感染予防

## 4 無菌的な扱い 〜そこは触ってもよい？

処置に用いる物品の"触れてよい"部分と"無菌的に取り扱いたい"場所はどこか、意識した行動をとります。

### ✚ 物品の先端部の取り扱い

①**無菌的に取り扱う**：導尿カテーテルや注射針などに雑菌が付着し、それらの器物が体内に入ることによって、感染が体内で広がる可能性があります。そこで、体内に入る器物は無菌的に扱うことが大切になります。

②**滅菌物に触れてよいもの**：滅菌状態を保ちたい滅菌物が触れてよいものは、滅菌物です（図1-6）。ただし、その滅菌物が無菌状態を保ちつづけるとは限りません。そのため触れる機会や時間は最低限とします。

③**先は閉じて取り出す**：鑷子（せっし）は、滅菌処理に適した医療器材用の袋に入れて滅菌処理をします。または、1回限りの使用とした包装されたディスポーザブルの鑷子もあります。どちらも、袋から取り出すときは鑷子の持ち手のほうから開き（図1-7）、鑷子の先を閉じ、先端部がどこにも触れないようにして取り出します。鑷子を使用するとき以外は先を閉じた状態で保持します。

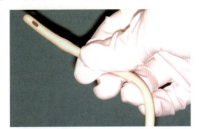

滅菌された導尿カテーテルを滅菌手袋で保持しています

図1-6 滅菌物どうしで触れ合う

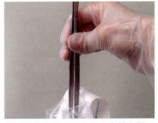

鑷子は持ち手のほうから先端を閉じて袋から取り出します

図1-7 鑷子の取り出し

④**鑷子の先は下向きに**：消毒薬のついた綿球を鑷子で持った状態で、その鑷子の先を上にすると消毒薬などが垂れて、鑷子を持っている手につくことがあります。その後、再び鑷子の先を下にすると、手や鑷子の上部の汚れが先端の綿球に伝わる可能性があります。このため、鑷子は常に下向きで使うことが原則です（図1-8）。

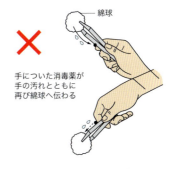

図1-8 鑷子は常に下向きに

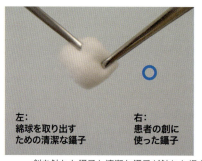 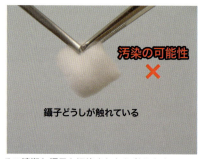

創を触れた鑷子と清潔な鑷子が触れた場合、その清潔な鑷子も汚染されたと考えます

図1-9 先端部の無菌操作

⑤**目的に合わせた使い分け**：鑷子を用いた綿球の受け渡しでは、患者の創の消毒に使う鑷子が下にくるようにします（図1-9）。

　湿布缶など滅菌した容器に滅菌した綿球を入れ、目的に合った消毒薬で浸し、消毒綿球の準備をすることがありますが、この綿球を取り出す鑷子と、創の消毒に使う鑷子は必ず使い分けをします。

　綿球の受け渡しは、鑷子どうしが触れ合わないようにします。もし鑷子どうしが触れてしまい、なおかつ綿球を取り出す側の鑷子の先を、次に使う綿球を取るために容器へ差し込んだ場合、この瞬間に容器の中にある綿球すべてが汚染されたものと考えます。

## ➕ 物品の接続部の取り扱い

①**接続部に触れない**：注射針や注射器などの接続部は手で触れてはいけません（図1-10）。

　滅菌されている袋に入った器物は、無菌的に接続しやすいように接続部のほうから開く場合と、持ち手のほうから開く場合があります。

　たとえば注射器と注射針を接続する場合、注射器の先端の筒先（つつさき）は無菌的に扱いたいため、滅菌袋から取り出す際は筒先からではなく持ち手のほうから開いて取り出し、片手で持ちます。次に、注射針は接続部（針基（はりもと））のほうから開いて取り出し、接続部どうしのみ接する形で接続します（図1-10）。

②**確実な接続**：接続が十分でないと、接続部から感染源が入ることが考えられます。また、接続部から排液が外に流れ、感染源となることもあります。接続は確実に行う必要があります（図1-11）。

# 感染予防

## 4 無菌的な扱い ～そこは触ってもよい?

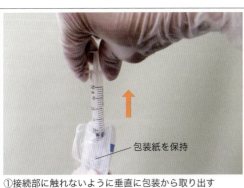
①接続部に触れないように垂直に包装から取り出す
包装紙を保持

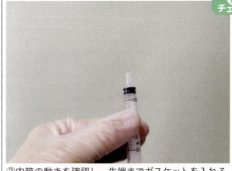
②内筒の動きを確認し、先端までガスケットを入れる

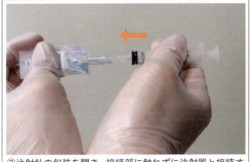
③注射針の包装を開き、接続部に触れずに注射器と接続する

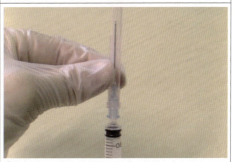
④注射針の刃面と注射器の目盛の位置を合わせる

※注射器使用の際には、滅菌処理の有効期限内であること、外観上の破損がないことを確認する

**図1-10　注射器の接続**

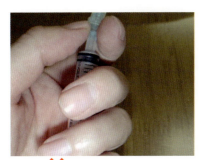
❌ 接続部を触っている
注射器の袋を接続部（筒先）から開いたり、接続部に直接触れると、その器物は不潔になります

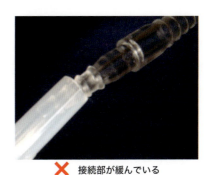
❌ 接続部が緩んでいる
接続部から汚染物が入る可能性があります。または、汚染物が外に流れてしまう可能性があります

**図1-11　接続の悪い例**

# 第1章

4 無菌的な扱い　〜そこは触ってもよい?

## ➕ 手袋

　手袋には滅菌したものと、滅菌していないものがあります。どちらもディスポーザブル（単回使用）です。「患者の感染のリスクを最小限にするため」や「感染から医療従事者自身を守り、ほかの患者に感染のリスクを広げないため」などの目的に応じて使い分けます。

○目的やリスクによる手袋の選択
　目的やリスクの大きさによって、滅菌したもの、あるいは滅菌していないものを選択します。
①無菌操作時：手術時や検査時など、患者の感染のリスクが高く、無菌操作で行う場合は滅菌手袋を使用します。
②汚染物の処理：汚染物の処理を行うときは、医療従事者自身を感染のリスクから守るために滅菌していない手袋を使用します。
③アレルギーの可能性：手袋の素材の天然ゴム製品に直接触れることで、ラテックス・アレルギーという即時型アレルギー反応を起こすことがあります。カテーテルなどにも天然ゴム製品が用いられており、アレルギーをもつ人が接触しないための注意が必要です。そのほかの素材でも、アレルギー反応を起こすことがあります。手袋への手の挿入を助けるパウダーでもアレルギー反応を起こす可能性があるため、パウダーフリー（パウダーのない）の製品もあります。
　患者と同様に、医療従事者自身もアレルギー反応を起こすことがないように注意し、適切な手袋を選択します。手の赤み、かゆみがある場合は、手袋を外し、手洗いをし、ほかの素材の手袋を選びます。
④素材とコストによる選択：ラテックス製のものはフィット性がよいという利点があります。合成ゴム（ニトリルゴムなど）製は天然ゴムは含まず、耐久性に優れますが、柔軟性には欠けます。塩化ビニール手袋は熱に弱い（60℃以上）ですが、安価です。

○手袋の取り扱い
①手袋の装着時：滅菌手袋は、手術時、導尿カテーテルの挿入時などに用いられます。手や周囲のものが手袋の表側に触れないようにしながら正しい装着方法で装着します（図1-12、図1-13）。
　滅菌していないディスポーザブル手袋であっても、どこに触れてよいのか考えて装着します。たとえば食事の準備などのために装着する手袋の指先を、素手で触れば、その手袋は素手と同じ汚れている状態になります。

感染予防

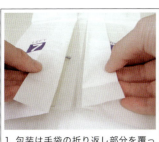
1. 包装は手袋の折り返し部分を覆っているところから開きます

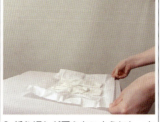
2. 折り返しが戻らないようにしっかりと開きます

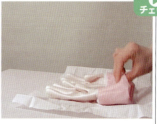
3. 手袋に挿入しないほうの手で、手袋の折り返し部分を持ち上げ保持します(図1-13)

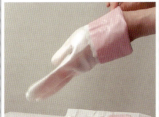
4. 手を手袋に挿入します

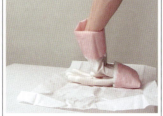
5. 手袋を着用した手を、もう一方の手袋の折り返し部分の中へ入れます

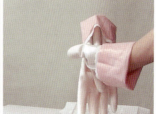
6. 手を挿入しやすいように持ち上げ、保持します

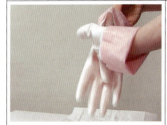
7. 手を挿入します

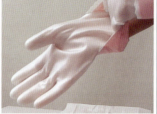
8. 挿入した手を動かし、指先までしっかり入れます

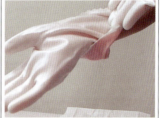
9. 折り返し部分の先に指先を入れたまま、手首のほうに動かします

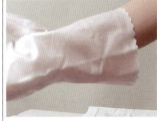
10. 折り返し部分を伸ばします

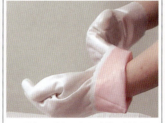
11. 最初に手を入れた手袋の折り返し部分も広げます

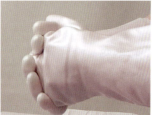
12. 手を組んで、手袋をフィットさせます

写真の手袋では外側の白色の部分が、どこにも触れないよう無菌的に扱います
（わかりやすくするため、写真ではビニール手袋を用いて示しています）

図1-12　滅菌手袋の装着

②**使用後の手袋を外すとき**：使用後の手袋には、汚れが付着している可能性があります。片手でもう一方の手袋をつまみながら外します。次に、手袋が外れた手を、もう一方の手袋の内側に入れて外していきます（図1-14）。

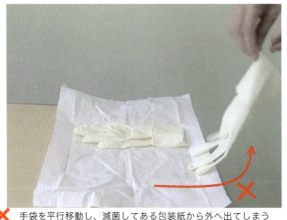
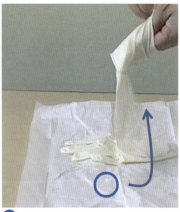

✗ 手袋を平行移動し、滅菌してある包装紙から外へ出てしまうことのないように注意します

○ 手袋を垂直に持ち上げ、もう片方の手を入れます

図1-13　滅菌手袋を持ち上げるときの注意点

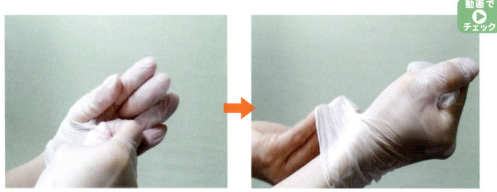

片方の手袋をつまみながら外す　　手袋の内側に手を入れて外す

図1-14　手袋を外す

③**装着前後の手洗い**：手袋を装着する前だけでなく、外した後の手洗いも必要です（図1-15）。

④**ピンホールへの対応**：手袋は、穴が開いている、または長時間の使用で穴が開くことがあります。わずかな穴も病原体の伝播の可能性があります。手袋は、①必要に応じて二重にする、②二重にする際は色を変えて穴がわかりやすくする、③途中で交換することで、医療従事者の感染予防をはかります。

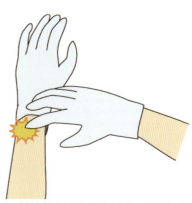

・手袋を外すときに注意をしないと指先の汚れを自分へ付着させます
・手袋を外した後も、手洗いが必要です

図1-15　手袋を外すときの注意点

# 感染予防

## コラム　交差感染

器具を介して感染がリレー式に広がることがあります。

### 点眼

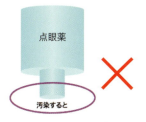

- たとえば点眼薬の先端が、片方の眼にある感染物に触れた場合
  ↓
- 反体側の眼にも点眼し、両眼が感染する。
- ほかの患者に、この点眼薬を使い、ほかの患者が感染する。
  ↓

〈対策〉
- 点眼薬の先端が患部に触れないように使用する。
- 片方の眼に感染がある場合の点眼薬は、左右別のものを用いる。
- 同じ点眼薬であっても、患者別に使用する。

### チューブ

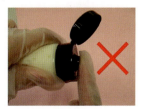

指で拭うようにチューブの中身を出すと、チューブの口が汚染される可能性があります。汚染されると、次に使うときに汚染が広がります。
↓

〈対策〉

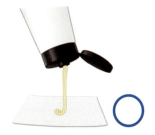

滅菌ガーゼの上にチューブの先端が触れないように中身を準備します。

4　無菌的な扱い　〜そこは触ってもよい？

## 5 清潔・不潔領域と無菌領域　〜その場所は？

　その場所は"清潔領域か""滅菌された無菌領域か""汚染物を取り扱う領域か"を意識することが大切です。

　ケアを実施する際に器物を介して感染する交差感染を起こさないように、清潔な状態を保ちます。

　汚染された容器に、滅菌された資材を入れるなど、汚れを広げるようなことをしていませんか。また、おしゃべりをしながらの操作では、清潔な領域に唾液を飛ばしているかもしれません。

### ➕ 清潔領域と無菌領域の確保と取り扱い

○清潔領域の確保

①消毒用アルコール綿の管理：消毒用アルコール綿は、1回分を想定して個別包装されているものと、何回か使うことができるように複数の消毒用アルコール綿が袋や容器に入っており、使用するときに、そこから直接、手で取り出すものとがあります。いずれにしても手洗いをした手で取り出すことが原則ですが（図1-16）、この袋や容器は時間が経てば清潔といえなくなります。また、蓋をし忘れているとアルコールが揮発し消毒効果が期待できなくなります（表1-5）。

②トレイの清潔領域の確保：トレイを清潔領域として用いる際は、洗浄したトレイを使います。より清潔にしたいときは、消毒用アルコール綿を用いて、最も清潔にしたいトレイの中心から外側に向かって拭いていきます。

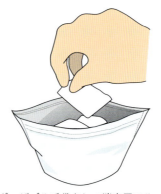

清潔な手やディスポーザブル手袋をして消毒用アルコール綿を取り出す

図1-16　アルコール綿の取り出し

表1-5 滅菌物取り扱いのポイント

| 使用前の確認 | ・滅菌物は、まず自分の目で汚染や破損がないかを確認します<br>・使用物品が消毒または滅菌という目的に合っているかを確かめます<br>・有効期限を確認します。容器に入っていても永続的に清潔な状態ではありません |
|---|---|
| 容器内の汚染 | ・滅菌済みの容器でも何度も手を入れたり、長時間利用していると、容器内が汚染されてきます<br>・容器内に消毒薬の継ぎたしはしません。消毒用アルコール綿などは、滅菌済みの容器に滅菌された綿球を入れてから消毒薬を加えます<br>・容器内に複数回、手を入れることで汚染されることから、個別の袋に入った消毒用アルコール綿も販売されています |
| 滅菌物の利用法 | ・滅菌物が入った容器の蓋を開ける場合、内部の清潔を保つために、容器の真上方向には開けません（p.27参照）<br>・開いている容器の真上に手や腕が移動しないように注意します<br>・滅菌物を容器から容器へと移す回数が多ければ、それだけ汚染される可能性が高くなります<br>・一度外に出した消毒用アルコール綿などは、使用しないからといって再び容器には戻しません<br>・消毒薬につけているから安心ということではありません。時間が経つと消毒効果は減っていきます |

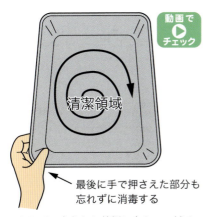

トレイの中心から外側に向かって拭く

図1-17 トレイの清潔領域の確保

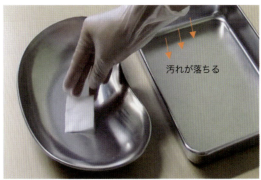

清潔領域に手を通せば、汚れが落ちる可能性があります。清潔領域をまたぐことないように、物品を配置します

図1-18 清潔領域を保つ物品の配置

　トレイを拭く際には、トレイが動かないように手で保持している部分も、拭き忘れがないように注意します（図1-17）。アルコール綿で拭いた部分は消毒したのであって、無菌状態ではないことを忘れてはいけません。
　また、トレイなど清潔な場所の上に、手を通すことのないように注意してください。腕などに付いた汚れが清潔領域に落ちてしまうかもしれません（図1-18）。
③トレイと膿盆の置きかた：図1-19では、右利きの場合、どちらが清潔領域を保つことができるでしょうか。膿盆は、右側に置くことで、トレイの上を通さずに廃棄することができます。さらに膿盆を横に置くことで、廃棄物を移動する距離を短くすることができます。

右利きの場合、膿盆の位置は

左？　　　　　　　　　右？

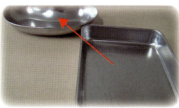

左上方に置くとトレイの上に手を通してしまいがちになる

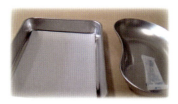

右利きの場合、膿盆はトレイの右側のすぐ横に置く

図1-19　膿盆とトレイの配置

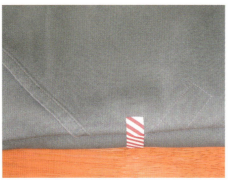

高温滅菌処理により滅菌テープに線が浮き上がり、滅菌済みの目安となる

図1-20　滅菌済みの目安

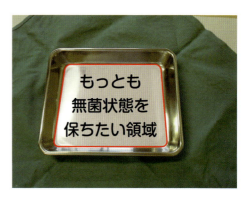

図1-21　トレイの無菌状態を保ちたい領域

○無菌領域の確保

①**滅菌処理方法と有効期限**：滅菌検知のためのテープやラベルを見るなど、滅菌されていることを確認していきます（図1-20）。滅菌は永久的ではないので、使用前にどのような方法で滅菌処理が行われたのか、同時に使用時点で有効期限内であるかどうかの確認も重要です。

②**滅菌包の開封方法**：覆布で包んだ状態で滅菌処理したトレイを開くときは、もっとも無菌状態を保ちたいトレイ内に手が触れないように注意します（図1-21）。

# 感染予防

## 5 清潔・不潔領域と無菌領域 〜その場所は？

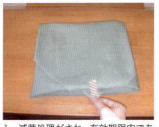
1. 滅菌処理がされ、有効期限内であること、パッケージには破損がないことを確認します。三角の端の部分を持ち、覆布がどこにも触れないように開きます

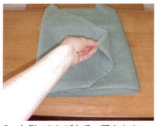
2. 左側であれば左手で開きます

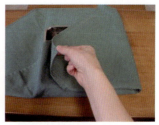
3. 右側であれば右手で開きます

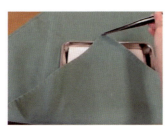
4. 無菌状態を保ちたい場所は、鑷子を用いるか滅菌手袋をして開きます

手で開く場合の持ちかたの例

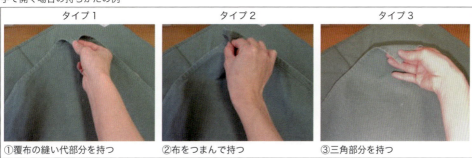

①覆布の縫い代部分を持つ　　②布をつまんで持つ　　③三角部分を持つ

手で開く場合は、上記のように様々な方法があります。どのような方法が最も無菌的なのか、どのような素材が有効なのか、検討する必要があります

図1-22　滅菌包の開封方法

　トレイ上に滅菌包がある場合は、トレイの上にある布を素手で持たずに、滅菌処理した鑷子で滅菌包を開くなど工夫が必要になります（図1-22）。無菌領域の上で手や物を動かことがないように注意することも大切です。

# 第1章

## 5 清潔・不潔領域と無菌領域 〜その場所は？

### ➕ 病室の管理

　無菌室は部屋の中を陽圧にし、外から中への空気の流れがないように工夫されています。

　無菌室のような陽圧の部屋ではなくても、免疫力や抵抗力が下がった患者の病室は、感染源が外から侵入するのを防ぐ必要があります。

　病原体を排出しているなど、感染症のある患者は、感染を広げないための工夫が必要です。時には、部屋の外には必要時以外は出ないようにと患者自身への協力を仰ぐこともあります。

### ➕ 個人防護具の使い分け

#### ○ガウンやエプロンの使用

　個人防護具のガウンは袖がついているもの、エプロンは袖のないものをいいます。

　病棟には、ほかの誰かが触れたものが多くあります。このため白衣（ユニフォーム）などは何らかの病原体に触れ、汚染されている可能性があります。汚染されたユニフォームのまま、病室から別の病室へと移動すると、交差感染のリスクになります。

　接触予防策（患者に直接もしくは間接的に接触するときの感染予防策）の必要な患者の病室に入るときには、ガウンやエプロンを使用します。

#### ○ガウン・エプロンの内側と外側の意識化

　ガウン・エプロンの内側（看護師のユニフォームと接する側）と、ガウン・エプロンの外側（患者と接する側）は、比較により「清潔」「不潔」の区分をします。

　**免疫力・抵抗力が下がっている患者の病室**：ガウン・エプロンの内側が「不潔」、ガウン・エプロンの外側は「清潔」と考えます。ガウン・エプロンを着て病室に入り、内側が「不潔」であるガウン・エプロンは、病室を出て廃棄します（表1-6）。

　**感染症のある患者の病室**：ガウン・エプロンの外側が「不潔」、ガウン・エプロンの内側は「清潔」と考えます。ガウン・エプロンを着て病室に入り、ガウン・エプロンは汚染したと考え、病室でガウン・エプロンを廃棄します（汚染という表現は、適切でないかもしれませんが、意識化するためにこの言葉を用いています）。

表1-6　マスク、ディスポーザブル手袋、ガウン・エプロンなどの設置場所と廃棄場所

|  | 設置 | 廃棄 |
| --- | --- | --- |
| 免疫力・抵抗力の下がった患者の病室 | 病室外 | 病室外 |
| 感染症のある患者の病室 | 病室外 | 病室 |

**ガウン・エプロンを複数回使用する場合**：免疫力・抵抗力が下がっている患者がいる「清潔区域」には、ガウン・エプロンの外側を表にする「外表」で掛け、「清潔区域」の外にガウン・エプロンを置く場合は「中表」にして掛けます。しかし、使用目的を考え、複数回の利用はなるべく避け、感染性廃棄物として廃棄します。

○個人防護具の選択

　マスク、手袋、ガウン・エプロンなどの個人防護具は、使用目的やアレルギーの有無も考え、適切なものを選択します。
　撥水性、防水性、滅菌したものなどの素材による特徴や、コストも考慮し、使用していきます。
　再利用できるものか、ディスポーザブル（単回使用）のものなのかも確認し、使用します。

○容器の蓋を置くとき

　清潔な容器の蓋の内側が汚染されると、蓋を閉めた後は容器内に汚れが広がると考えられます（図1-23）。蓋を開くときの手は、その内側に触れないように注意します。
　また、蓋の外側は外部にさらされ汚れていると考えられますので、容器の真上方向へは開かないようにします。

○消毒は一方向へ一度

　消毒用アルコール消毒などは、消毒用アルコール綿を一方向へ一度のみ拭くのが基本です。同じ消毒用アルコール綿で同一方向に何度も消毒を繰り返すことや、一方向に消毒した後、戻って逆方向にこすると、汚れが広がると考えられます（p.60、図2-14参照）。

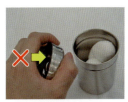
蓋の内側に触れると、汚れが蓋の内部へ

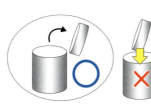
蓋は容器の真上方向で開けない。蓋を閉めた後、容器内部に汚れが広がる可能性がある

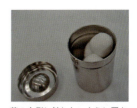
蓋の内側に触れないように置き、上を向けて置く

図1-23　蓋を開くとき、置くとき

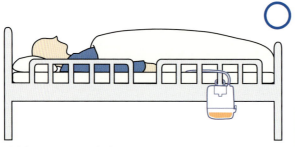
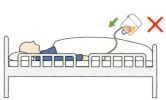

図1-24　膀胱留置カテーテルのドレーンの位置

○逆行性感染を防ぐ

　体内への挿入部よりもドレーンの位置が上になると、排液は体内に戻る危険性があります。たとえば膀胱留置カテーテルを挿入中の患者の排尿（採尿）バッグの位置が、尿道口よりも上になると、膀胱留置カテーテルに入っている尿による逆行性の感染が起きる危険性があります。必ず挿入部よりも採尿バッグは下にします（図1-24）。

## 6　物品の使用前後の注意事項　～使用前？使用後？

　清潔の観点から物品は使用前と使用後で取り扱いが異なります。使用前は患者を感染から予防するため"汚染させないように扱う"ことが大きな目的ですが、使用後は汚染された物と考え"感染を広げない"ための注意が必要になります。
　ここでは注射器、マスク、ガウン・エプロンの取り扱いを例にあげて、その使用前後の注意事項を確認します。

### ✚ 注射器の取り扱い

#### ○注射針のキャップの外しかた
　注射針のキャップは、外す方向とは逆に少し押し入れた後、外す方向へと動かすと外れるようにキャップが工夫されています。
　注射針は鋭利なものであり、まだ扱いなれていない際は、押す力と外そうとする力の調整がうまくいかず、勢いにより自分の手を刺してしまうことがあります。はじめは、手首と手首を固定して、安定した状態で行います（表1-7）。

#### ○使用前の注射器
　注射器内に薬液を準備した後は、患者を感染から守るため、使用前の注射針の針先がどこにも触れないようにリキャップをしなければなりません（表1-7）。
　薬液を注射器に吸引した後、注射針がどこにも触れないように、注射針をキャップへ水平に入れますが、このとき、手が安定するように手首などを固定するとよいでしょう（図1-25）。

#### ○使用後の注射器
　使用した後の注射器は、注射針へのリキャップをしません。注射後にリキャップを行った際の針刺し事故による医療従事者の血液感染は世界各国で問題となっています（図1-26）。

#### ○注射後にリキャップしなければならないとき
　やむを得ず注射後にリキャップをする際は、キャップを持った手に針を刺す危険があるため、膿盆などの中で片手によって行うのが原則です（図1-25）。
　「ひしゃく」をすくい上げるようにしてリキャップしてはいけません。針先を上にすると、付着した血液が持ち手のほうへ落ちてくることが考えられます。

## 表1-7 注射前・注射後の事故防止

| | 注射前 | 注射後 |
|---|---|---|
| 目的 | 注射針を無菌状態に保つ | 針刺し事故の予防を行う |
| リキャップの有無 | ・リキャップします（注射器内に薬液を準備した後、注射針にリキャップをします）<br>・注射針は、無菌状態を保つ必要があります<br>・必要に応じてリキャップの際に未使用のキャップに交換します | ・リキャップをしません（リキャップをしようとして誤って自分の手を刺してしまうことがあります）<br>・危険防止のため、リキャップしないのが原則です<br>・専用の廃棄容器を準備し、使用後ただちに廃棄します |
| 安全な手技 | ・安全に気をつけ、注射針のキャップを外します<br>・キャップを注射器側に軽く押し込むと、キャップが外れる工夫がされています<br><br>注射針のキャップを外す<br><br>・リキャップの際は、手を安定させて、利き手を動かし、針をまっすぐ入れます<br><br>使用前のリキャップ | ・安全性に配慮した器材の利用を検討します<br>・翼状針のキャップは針刺し事故防止の工夫がされているものがあります<br><br>翼状針のキャップ<br><br>・廃棄の際には、注射針専用の廃棄容器を使用します<br>・廃棄容器を保持している手に誤って刺すことがないように廃棄は片手で行います<br><br>注射針専用の廃棄容器を使用 |
| 針刺し事故を起こしたら | ・止血をして傷の処置をします<br>・自分自身の血液で処置台やトレイが汚染されている可能性があるため、清潔な状態に戻します<br>・コスト負担はありますが、患者が感染しないように、もう一度、注射薬液の準備を行う必要があります | ・流水と石鹸で洗い、消毒します<br>・指定部門に針刺し事故の報告をし、診察を受けます<br>・あわてて刺した部位を口で吸うのは危険です。口腔粘膜から吸収されてしまう可能性があります |
| 注射針廃棄時の注意事項 | ・注射針が付いている注射器は「鋭利なもの」として廃棄します<br>・廃棄の際はリキャップしないため、注射針がむき出しのままで注射針専用の廃棄容器に入ります。鋭利なものを入れないはずの廃棄容器などに捨ててしまうと、ほかのゴミと紛れ、廃棄担当者の針刺し事故につながるため注意が必要です | |

（注射は、ディスポーザブル手袋を装着して行います）

感染予防

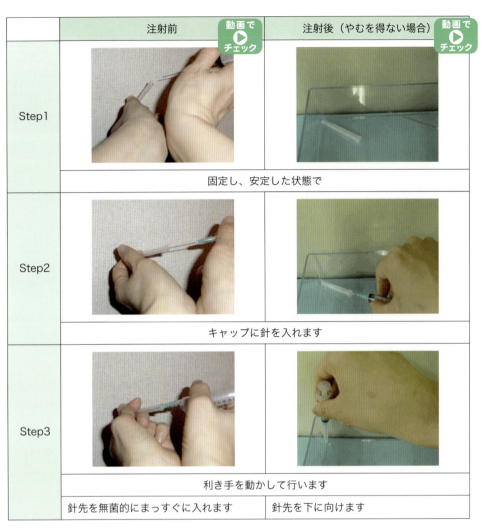

図 1-25　注射前・注射後のリキャップの方法

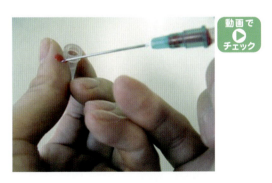

図 1-26　リキャップによる針刺し事故

6　物品の使用前後の注意事項　～使用前？使用後？

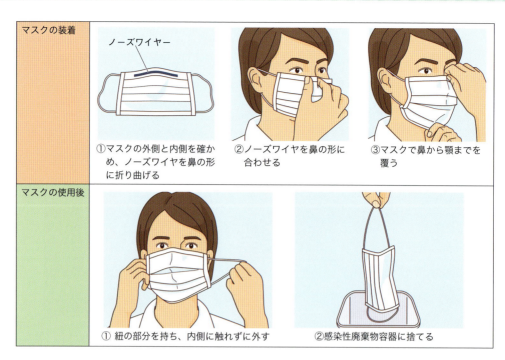

図1-27　マスクの装着と廃棄

　キャップの先はどこかに固定できる状態にして、針先を下に向けながらキャップに入れます（図1-25）。
　採血や注射をする際に医療従事者の手袋着用が奨励されていますが、緊急時などで手袋をどうしても装着できない場合もあります。どのような状況でもリスクが少なく行える技術を身につけておく必要があります。

## ➕ マスクの取り扱い

### ○マスク装着の目的
　マスクは唾液などの体液の飛沫から、マスクをしている人と周辺の人を、それぞれ守る目的に使用されます。マスクで鼻や口腔粘膜を覆うことで感染を防ぎます（図1-27）。
　マスク装着時には、「触れてよいところ」を意識することが大切です。

### ○マスクの種類と選択
　**防塵マスク**は、濾過性があまりなく、ほこりなどの吸入を防ぐために使うものです。
　**サージカルマスク**は、医療行為に用いるものですが、花粉症の予防にも用いられ

血液、湿性廃棄物　血液などが付着した　注射針など鋭利な
など液状のもの　　固形物　　　　　　　もの

図1-28　バイオハザードマーク

ています。主に飛沫感染予防策に用いられます。咳エチケットとして、咳やくしゃみのあるときにも使用します。

　サージカルマスクは、鼻、口、顎を覆って使用します。①患者に接するときだけ鼻と口を覆い、それ以外は鼻を出している、②顎にかけて鼻と口は出している、③外して腕にかけるという使いかたは正しくありません。

　**N95マスク**は、空気感染予防策に使用します。フィットテストで確認をし、マスクは顔に密着させる必要があります。麻疹、水痘などの患者に接した場合は、マスクを、その後すぐに所定の場所に廃棄します。

○使用後：マスクの外しかた

　マスクの内側も、自身の鼻や口から汚染されていると考えます。使用後は、紐の部分を持ち内側に触れずに外し、感染性廃棄物容器に廃棄します（図1-27）。

　ゴーグルやフェイスシールドは、その前面は汚染されていると考え、フレームを持って廃棄します。

○廃棄容器

　廃棄物は廃棄容器の内容量の上限ラインを守り、適切な場所に置く必要があります。また、廃棄容器には感染性廃棄物であることを示す「バイオハザードマーク」を添付します（図1-28）。

## ガウン・エプロンの取り扱い

○ガウン・エプロン装着の目的

　私たちの白衣（ユニフォーム）の表面は、常に清潔であるとは限りません。そのユニフォームの汚れから患者を守る、ユニフォームを汚染物から守る必要があります。見えない感染源はいつ付着するかわかりません。感染症の患者と接した後に、抵抗力が弱まっている人と接することもあります。

　ガウンやエプロンは、血液や体液などの汚染物から、それを装着している人と患

者を守り、交差感染を広げない目的で使用します。
　具体的には次のようなときに使用します。
・接触感染予防策の必要な患者のエリアに入るとき。
・清潔処置を行うとき、汚物を扱うとき（清潔と不潔の区分が大切です）。
　また、ガウンやエプロンの使用には、次のような注意が必要です。
・ガウンやエプロンを着用する前に手を洗います。しかし、手の汚れが完全に除去されているとは限りません。ガウンやエプロンの襟紐や腰紐以外の患者に触れる可能性がある場所は、手で触れないことが原則です。
・ガウンやエプロンの内側は、自分が接触する場所です。ガウンやエプロンの表面は患者やその環境に触れることを意識します。

○ガウン・エプロンの種類と選択
　ガウンは、エプロンに比べ、袖があることが特徴です。感染予防の目的や患者との接触の状況により、選択します。
　ガウンとエプロンは次のように大別されます。
・ガウン：撥水性、防水性、滅菌
・エプロン：ビニール製、プラスチック製

○ガウンの着脱（図1-29）
①ガウンを着るとき
・ガウンの襟紐を持つと、手を入れやすくなります。一方の手で襟紐の両端を持ち、手を入れます。袖を内側から引き、手が袖から出るのを助けます。
・腰紐は、それぞれの側の紐を持ち、手を後ろに回して結びます。
②ガウンを脱ぐとき
・ディスポーザブル手袋を外し、手指衛生をした後、ゴーグルやフェイスシールドを外します。その後、ガウンを脱ぎます。このとき、マスクをしていれば、マスクはしたままで行います（図1-30）。
・ガウン表面を素手では触れません。
・袖を抜くときは、肩を内転させて、自分が接触していたガウンの内側の面が今度は表面になります（中表）。
・身体から離した位置で、上から下へとまとめ、感染性廃棄物容器に廃棄します。

○エプロンの着脱（図1-31）
①エプロンを着けるとき
・エプロンを取り出します。取り出した側を、自分の身体と接触する内側にします。

# 感染予防

## 6 物品の使用前後の注意事項 〜使用前？使用後？

| 着 | 脱 |
|---|---|
| ①適切な保管であったことを確認し、取り出す<br>②襟紐を持ち、袖に腕を入れる<br>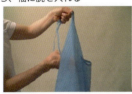 | ①腰紐をほどく<br>②襟紐をほどく<br>③袖口の内側に手を入れて、片方の手を袖の内側に入れる<br>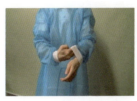 |
| ③内側から袖を引く<br>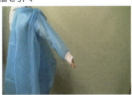 | ④ガウンの内側からもう一方の袖の外側をつかみ、手を引き抜く<br>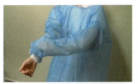 |
| ④襟紐を持ち、袖にもう一方の腕を入れる<br>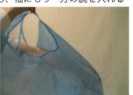 | ⑤袖を抜き、肩を内転させて、ガウンが中表になるように外す<br>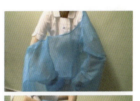<br>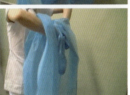 |
| ⑤襟紐を結ぶ<br>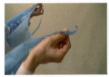 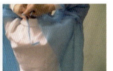 | ⑥身体から離してまとめる<br>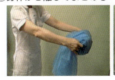 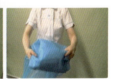 |
| ⑥腰紐を結ぶ<br>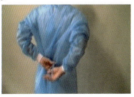 | |
| ⑦内側から裾を整える | ⑦感染性廃棄物容器に廃棄する |

図1-29 ガウンの着脱の手順

着：【手指衛生】→【ガウン／エプロン】→【マスク】→【ゴーグル／フェイスシードル】→【手袋】 → ケアの実施 → 脱：【手袋】→【手指衛生】→【ゴーグル／フェイスシードル】→【ガウン／エプロン】→【マスク】
（感染性廃棄物容器に廃棄する）

図1-30 ケア実施前後の防護具着脱の順番

# 第1章

物品の使用前後の注意事項 ～使用前？使用後？

| 着 | 脱 | | |
|---|---|---|---|
| | Type1 | Type2 | Type3 |
| 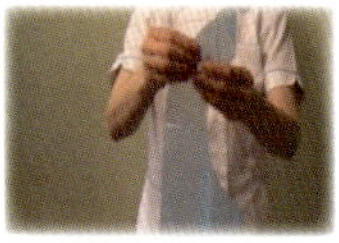 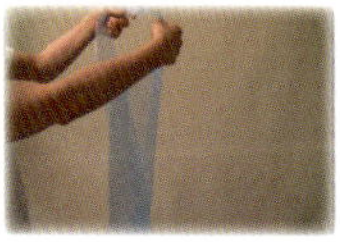 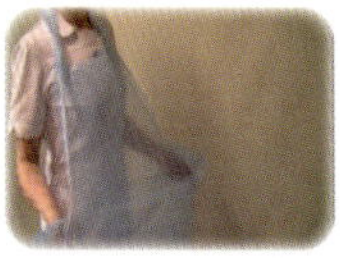 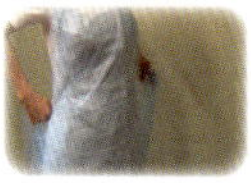 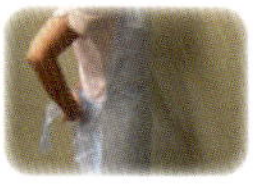 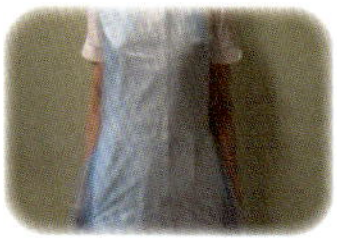 ①適切な保管であったことを確認し、取り出す（取り出すとき触れない面を患者側に） | ①内側から首紐を持ち、引きちぎる　首紐の一部を持ち、前当部分をおろす 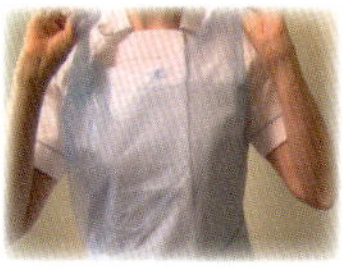 | 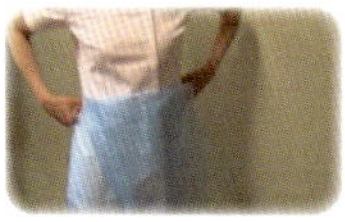 | ①エプロンの内側から裾を持ち、表面の汚れを封じるように腰の下まで持ち上げる 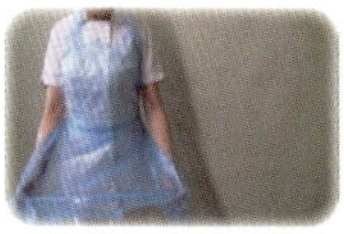 |
| ②首にかける | ②エプロンの内側から裾を持ち、表面の汚れを封じるように腰の下まで持ち上げる 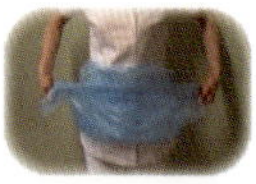 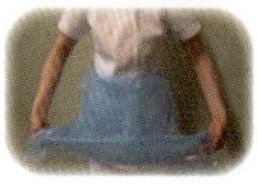 | ②腰紐を引きちぎる 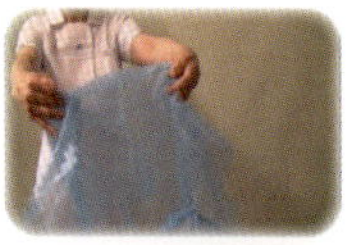 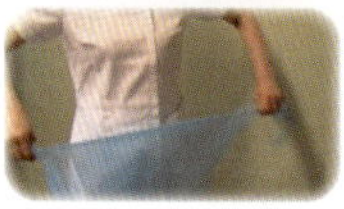 | ②腰紐を引きちぎる 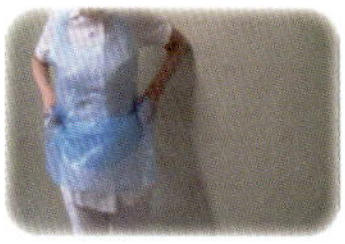 |
| ③腰紐を持ち、広げる（内側から） | | | |
| ④腰紐を結ぶ | ③腰紐を引きちぎる | ③身体から離してまとめる（上から下へ） | ③首紐を引きちぎる |
| ⑤内側から裾を整える | | | |
| | ④感染性廃棄物容器に廃棄する | | |

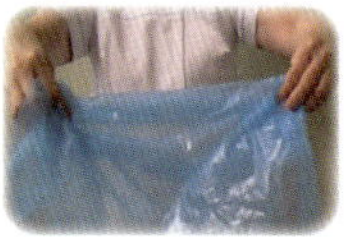

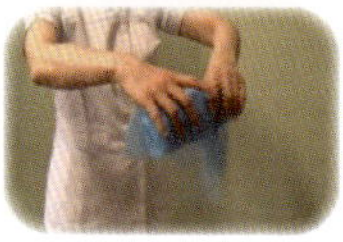

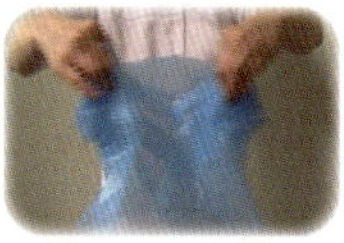

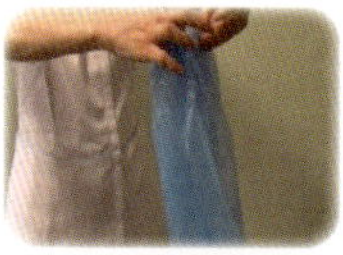

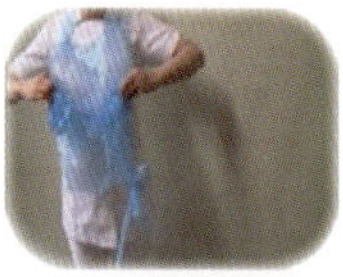

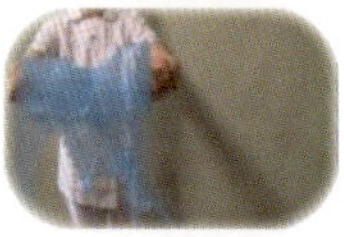

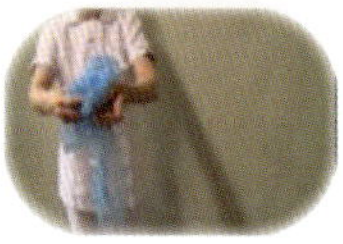

Type 2 と Type 1 の共通点と違い
・①の「首紐を外す」は共通する
・Type 2 は、②で腰紐を外し、③で身体から離して、中央に寄せたエプロンを、上から下へまとめる
・Type 1 は、②でエプロンの内側から裾を持ち上げる。そして③で腰紐を外し、エプロンをまとめる

Type 2 と Type 3 の共通点と違い
・Type 2 は、①で首紐を外しますが、Type 3 は、裾を持ち上げる
・Type 2 と Type 3 で、②の腰紐を外すは共通する
・Type 3 は、③で首紐を外し、エプロンをまとめる
　エプロンをまとめて廃棄する際は、汚染された側を内側に封入するようにしますが、汚染物を手で触れないように注意します

図 1-31　エプロンの着脱の手順

・襟の部分を開きます。腰紐の部分を内側から持ち、広げます。腰紐を持って結びます。エプロンの裾を内側から持って広げます。
・エプロンを付けた後、処置などをしてエプロン表面は汚染された可能性があります。ディスポーザブル手袋を着けているときは、エプロン表面を触れてもよいですが、内側は触れてはいけません。

②エプロンを外すとき
・エプロンを外すときもガウンと同様に、ディスポーザブル手袋を外し、手指衛生をした後、ゴーグルやフェイスシードルを外し、その後でエプロンを外します。このとき、マスクはしていれば、マスクはしたままです（図1-30）。
・エプロン表面を素手では触れません。
・首紐は、中央に切り込み線が入っています。斜め下方向に引っ張ることで切れます。
・エプロンの外しかたは、さまざまな方法があります。本書では、上から下へ「一方向へ」という基本のもと、図1-31のType 2を推奨します。
・**エプロンの外しかた（Type 2）**：①首紐を外す、②腰紐を外す、③エプロンを身体から離した位置で左右から中央にまとめる、④上から下へまとめる、⑤廃棄する、という流れになります。

## ➕ マスク、エプロンの注意点

　マスクとエプロンの装着時に触れる部位を図1-32にまとめました。ガウン使用時もこれに準じます。

## ➕ 使用後の物品の取り扱い

○廃棄物か再利用するものか
　医療処置やケアを実施した後は、使用した物品を廃棄物と再利用するものとに分けます。そのため、それぞれの施設での廃棄方法を確認しておきます。
　準備のときから廃棄ははじまっており、どのように廃棄するかを考えておきます。
　実施時は、手順と廃棄物の分類に合わせて物品の配置をします。たとえばワゴンの上は清潔なものを置き、ワゴンの下は廃棄物を置くための準備をします。

○患者の名前ラベルや記録物の廃棄
　患者の名前ラベルや、患者の情報が入った記録物（紙や電子媒体）は、どのように廃棄するのか、施設で決められたルールを確認しておきます。

# 第1章

## 6 物品の使用前後の注意事項 〜使用前？使用後？

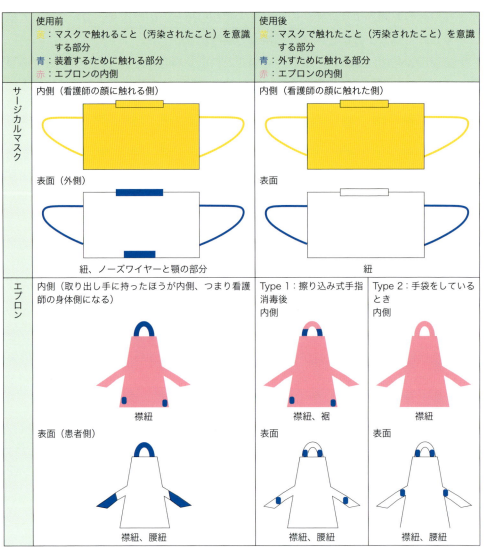

図1-32 マスクとエプロンの装着前後に触れる部位

# 感染予防

○感染性廃棄物の取り扱い

　現在は、感染性廃棄物の処理は下記のように分けて廃棄します（p.33、図1-28参照）。

①血液、湿性廃棄物など液状のもの
②血液などが付着した固形物
③注射針など鋭利なもの

### 感染予防のポイント

・感染源は？
・あなたは感染のリスクから守られていますか？
・あなたは感染媒介者になっていませんか？
・あなたの手は清潔ですか？
・手洗いした手であなたの髪や顔に触れていませんか？
・手袋をする前、外した後、手洗いをしていますか？
・それは清潔ですか？
・どこを無菌的に扱いますか？
・そこは触れてよい場所ですか？
・患者は感染のリスクから守られていますか？
・患者は感染のリスクが高くなっていませんか？
・患者の免疫機能は？
・患者の気持ちは？

# 第2章

## 採血

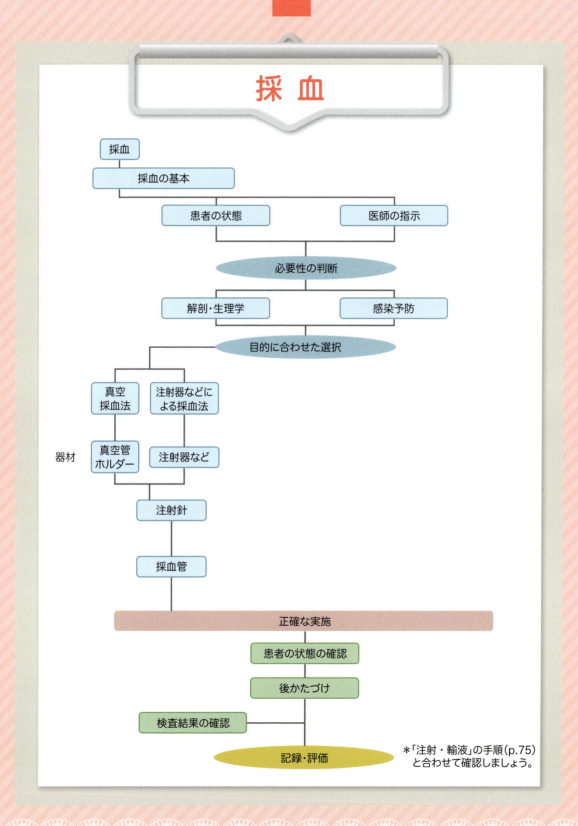

# 第2章

## 1 採血における必要性の判断と実施の流れ

### 必要性の判断

採血は、血液検査に用いる検体を採取するために行います。医師の指示と患者の状態を確認し、採血の必要性の判断を行い、その目的に合わせて実施します。

採取される血液検体には「静脈血」「動脈血」「毛細管血」があり、診断や治療のための重要なデータとなります。ここでは、看護実践として行われている「静脈血」の採血について説明します。動脈血の採取は医師が行います。

### ✚ 採血時の基本

採血は、診断や治療に欠かせない実施頻度が高い検査です。医師により、①採血の必要性の判断、②検査伝票への記載または入力などの準備、③採血者（看護師）への指示があります。また、医師から患者へ、①検査の目的、②必要性、③方法、④採血量などが説明され、患者からの同意を得ます。

看護師は、実施者として採血の必要性の判断をしたうえで、準備から後かたづけまで、安全かつ適切に行う責務があります（図2-1）。

採血は、注射針を刺すため患者に痛みを伴います。また、穿刺による神経損傷などのリスクもあります。採血の実施にあたって、患者が安心できる看護師の対応は、採血時の苦痛を軽減します。

医師から検査結果の説明を受けた患者に対して、看護師は患者の受けとめかたを確認し、これからの治療に向けた心身の援助を行います。

採血の実施においては、①採血の目的を理解した適切な準備、②患者が安心できる安全で正確な実施、③検査後の血液検体の正確な取り扱いと感染予防、が基本となります。患者誤認の防止と安全で正確な実施については、表2-1にポイントをまとめました。

### ✚ 採血時の主なリスク

採血では、感染予防を含めた正確で安全な手技が基本となります。そのため、実施前・後の確認が不可欠です。日本臨床検査標準協議会の「標準採血法ガイドライン」（第2版、2011年）は、採血の基本として重要で、それに基づいた採血をする必要があります。

# 採血

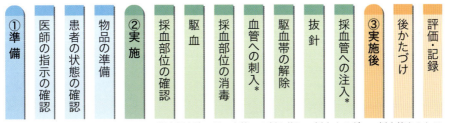

①準備 → 医師の指示の確認 → 患者の状態の確認 → 物品の準備 → ②実施 → 採血部位の確認 → 駆血 → 採血部位の消毒 → 血管への刺入* → 駆血帯の解除 → 抜針 → 採血管への注入* → ③実施後 → 後かたづけ → 評価・記録

＊真空採血法では、血管への刺入後に、採血ホルダーへ採血管を入れる

図2-1　採血手順

表2-1　採血の基本

| | | |
|---|---|---|
| 患者誤認の予防 | | ・看護師は多くの患者に出会うとともに、患者に同じ症状があると似た印象をもってしまうなど、患者を誤認しやすい状況にある。そのため患者本人であることの確認を常に行う<br>・患者に「お名前は」と問いかけ、患者自らに名のってもらい、本人であることを確認する。その際、患者が名前も覚えていないのかと不信感が生じることがないように、名前を確認する目的を伝えておく<br>・問いかける内容に、生年月日など名前以外の情報を加えることで、同姓同名の患者がいた場合の誤認を予防できる<br>・似た名前の患者がいる場合は、ほかのスタッフにも注意を呼びかける<br>・採血管に入った後の血液は、誰のものか区別できなくなるため、採血管には、あらかじめ患者名のあるラベルを貼っておく |
| 正確で安全な実施 | ①採血の目的を理解した適切な準備 | ●医師からの指示を確認し、採血の目的を理解したうえで実施する<br>・採血管の種類と採血量、総量、使用する採血管の順<br>・採血をする時間と検査室への提出時間<br>●患者個々の状況を確認し、採血を行う準備を適切に行う<br>・医師からの説明内容と、その説明に対する患者の受けとめかた<br>・患者の体調、症状、出血傾向の有無、服用中の薬剤の有無と種類、心理状態など<br>・空腹時の採血か、食事は検査食か、食事内容による検査結果への影響の有無<br>・採血に使用する物品の保管状態、使用期限、破損の有無 |
| | ②患者が安心できる安全で正確な実施 | ●検査に必要な血液を過不足なく採取する<br>●患者と円滑なコミュニケーションをとり、患者の心身の状態を把握し、患者が安心できる安全な採血を実施する<br>・作業環境の整備<br>・採血時の適切な姿勢（採血する腕を心臓よりも低くし、安定した状態に保つ） |
| | ③検査後の血液検体の正確な取り扱いと感染予防 | ●採血後の血液検体を正しく取り扱う<br>・規定にあった血液検体の保存（冷凍保存、冷蔵保存、37℃保存など）<br>・検査結果の確認と患者の状態を観察し、必要な援助を行い、記録する<br>・止血の確認、内出血、採血部位の痛みの有無など<br>・患者の着衣の整容<br>●後かたづけ時の感染予防を厳守する<br>・針刺し事故への注意 |
| 5W1Hによる指示の確認の例 | | ・When：時間（採取日時や朝食前などの指定の条件、検査室への提出時間）<br>・Where：どこで（病室、病棟の検査室、外来など）<br>・Who：だれ（患者氏名）<br>・What：なにを（静脈血）<br>・How：どのように（真空採血法・注射器による採血法、患者に適した採血方法）<br>・Why：なぜ（患者への採血の目的・意義） |
| 自分への問いかけの例 | | ・私は、今「なぜ」この患者に採血をするのですか<br>・私は、私が行う看護について、どのように説明をし、同意を得ましたか<br>・私は、誠実に対応し、患者の医療への参加を促しましたか<br>・患者は、必要以上に緊張していませんか<br>・患者は、安楽な姿勢ですか。転倒や転落することなく、安全に実施できますか<br>・患者の反応は、どうですか |

1　採血における必要性の判断と実施の流れ

## 表2-2 採血の主なリスク

| 主なリスク | 内容 |
|---|---|
| 血液を介した感染 | ・物品や医療従事者を介した患者や医療従事者への交差感染<br>・看護師や廃棄物処理担当者が、血液の付いた針を誤って刺す針刺し事故<br>・採血による病原体の侵入による静脈炎や敗血症など（皮膚の付着菌、汚染された採血管、注射器や採血ホルダーなどの不適切な取り扱いなどが原因になる） |
| 神経損傷 | ・採血時の穿刺による神経損傷<br>・穿刺後に体内で血管を探ったことによる神経損傷（探ることで血管壁の損傷のリスクもある）<br>・採血に伴う血腫による神経圧迫<br>・採血の翌日以降の採血部位近くの神経支配領域の痛み、感覚・運動機能異常 |
| 血液迷走神経反応（VVR） | ・穿刺により迷走神経が刺激されたことによる有害反応<br>・症状としては、採血中や採血直後の一時的な血圧低下、あくび、顔面蒼白など<br>・重度な場合には意識消失と転倒による頭部打撲の危険 |
| 皮下出血 | ・穿刺した血管からの血液の漏出<br>・血腫および血腫による神経障害 |
| 止血困難 | ・皮下や体外への過剰な出血<br>・抗凝固薬や抗血小板薬を服用している患者は特に注意が必要 |
| 動脈への穿刺 | ・採血時の動脈への誤った穿刺 |
| アレルギー | ・採血に使用する物品や薬剤によるアレルギー |
| そのほか | ・過換気症候群<br>・下肢からの採血による血栓<br>・貧血、血圧低下<br>・寒さにより血管が怒張しない |

採血では、①血液を介した感染、②神経損傷、②血液迷走神経反応（vasovagal reaction；VVR）、③皮下出血、④止血困難、⑤動脈への穿刺、⑥アレルギー、⑦そのほか（過換気症候群、下肢からの採血による血栓、貧血、血圧低下など）のリスクがあります（表2-2）。以下に特に注意すべき点をあげます。

○血液迷走神経反応（VVR）

採血中や採血直後、一時的な血圧低下、気分不快などが生じることの背景の一つに血液迷走神経反応（VVR）が考えられます。穿刺により迷走神経が興奮し、徐脈による脳の酸素供給不足から、緊張や不安が起こります。

あくび、冷や汗、顔面蒼白、嘔吐などがみられる場合は、ただちに採血を中止します。重度な場合、意識消失もあります。意識消失により転倒し、頭部打撲が考えられるため注意します。これらの症候があるときは、頭部への血流を促すため仰臥位で足を高くします。血液迷走神経反応の既往がある患者は、安心できるように声をかけ、仰臥位で採血をします。

血液迷走神経反応を想定して、バイタルサイン測定の準備や、応急処置のための体制、すぐに救急薬品や酸素供給ができるように、採血場所の整備が必要になります。

# 採 血

## ○動脈への穿刺

　動脈を穿刺したと思われる場合は、採血部位近くの心臓に近い動脈に触れ拍動を確認します。滅菌ガーゼを当て、静かに針を抜きます。動脈の真上から圧迫し、止血します。採血の指示者（医師）に報告します。

## ○静脈・動脈の止血

　静脈や動脈の止血は、不十分であると血腫を生じる可能性があるため、血腫の吸収状態や、血腫による神経の圧迫によるしびれ感などの症状の観察を続けます。

## ✚ 採血時の整備

### ○安全に実施するために環境を整える

- 室温は、血管の怒張や、検査データに関連します。採血する部屋の環境を整えます。部屋の温度の目安は、夏期が26℃前後、冬期が21℃前後です。
- 物品の配置は、無菌操作を行うもの、清潔なもの、汚染物として取り扱うものの領域を区分し、手順に合わせます。
- 針刺し事故や交差感染が起こらないように、使用した針をすぐに廃棄するための準備など、感染予防を考慮して採血場所を整えます。
- 意識消失による転倒などが起こりうるため、転倒時の危険がないように患者周囲を整えます。
- 患者に適宜、適切な声をかけることで、採血による緊張や不安を除き、患者が安心して採血に臨める環境を整えられます。

### ○姿勢を整える

　穿刺による神経損傷を起こさないために、患者の姿勢を整えるとともに看護師自身も動きやすく安定した姿勢をとることが大切になります（表2-3）。

表2-3　患者と看護師の採血時の姿勢

| 患者の姿勢 | ①患者の採血部位を安定した状態にするために、患者にとって安楽な姿勢を考えます<br>②仰臥位など、患者に合わせた姿勢にします |
|---|---|
| 看護師の姿勢 | ①採血者として患者が常に視野に入り、何かあったときに、すぐに手を出せる位置を考えます<br>②採血者として安全に針を扱う動きができる場所で、動きやすい姿勢をとります |

1　採血における必要性の判断と実施の流れ

# 第2章

## 2 状況に応じた技術の選択

### ➕ 真空採血法と注射器による採血法（シリンジ法）

　静脈血採血は、真空採血法と注射器による採血法（シリンジ法）に大別できます（表2-4）。

○真空採血法と注射器による採血法の流れ
　真空採血法と注射器による採血法は「採血器材の準備」「血管への刺入時の操作方法」「採血管への血液検体の注入法」に相違点があるため、整理して理解しましょう（表2-4、図2-2）。

【共通点】
①検査内容を確認し、適切な採血管を準備します。
②採血部位を選択し、駆血します。
③穿刺部位を消毒し、穿刺します。

【相違点（表2-4）】
①採血法により器材の違いがあります。
②採血法により採血管の使用方法の違いがあります（p.50、表2-6参照）。

　真空採血法では、採血管を採血ホルダーに入れ、血液が規定量入った後、採血管を取り出します。採血管の数だけ、この「入れて、出す」操作を繰り返します。

表2-4 採血法の違い

| | 真空採血法 | 注射器による採血法（シリンジ法） |
|---|---|---|
| 採血器材の準備 | ・採血ホルダー<br>・採血針 | ・注射器（採血量に合わせて選択）<br>・注射針（注射器内の空気を出して注射針を接続する） |
| 血管への刺入後の操作方法 | 採血ホルダーに採血管を差し込む | 穿刺後は、静脈からの逆流を確認してから、血液の流出に合わせて軽く内筒を引く |
| 採血管への血液検体の注入法 | 刺入した状態で、採血管を1つずつ採血ホルダーに差し込み、血液を採血管へ入れる（原則として採血管は6本までとする） | 抜針後、採血管に分注する |

# 採血

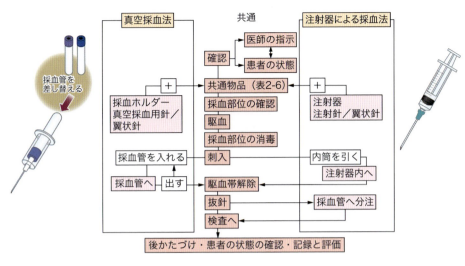

図 2-2　真空採血法と注射器による採血法（シリンジ法）の流れ

注射器を用いた採血法では、血液の逆流に沿って軽く内筒を引き、抜針した後に採血管へ分注します。

③血液の逆流による確認

1) **真空採血法―採血管への逆流**：真空採血法では、採血ホルダーへ採血管を入れて、採血管内に血液が入ったときに、静脈に入っていることが確認できます（図2-3）。

- 採血管の出し入れでは、採血針が動かないように採血ホルダーを保持します。
- 採血管は採血ホルダー内へまっすぐに、完全に入れます。

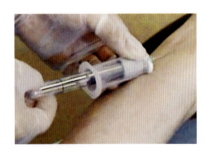

図 2-3　真空採血法での血液の逆流の確認

2) **注射器による採血法―針基への逆流**：注射器による採血法では、注射針の刃面が上を向いた状態で静脈内に穿刺します。針穴が静脈に入ると血液が逆流します（図2-4）。このサインを確かめた後、血管内へ針を進めます。

- 採血時の注意点を表2-5にまとめました。

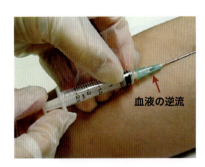

図 2-4　注射器による採血法での血液の逆流

表2-5 真空採血法と注射器による採血法の手順

| | 真空採血法 | 注射器による採血法 |
|---|---|---|
| 駆血・消毒・皮膚の伸展 | 駆血時に看護師は「親指を中にして手を握ってください」と声かけをする<br>駆血→採血部位の消毒→皮膚の伸展 | |
| 血管への刺入 | 穿刺する<br>注射針の角度を下げ、針先を寝かせるようにして1〜3mm進める | |
| 保持 | 針先を安定させて持ち換える | |
| 血液採取 | 採血管を入れて出す（原則6本まで） | 軽く内筒を引く（あらかじめ総量を計算しておく） |
| 駆血帯を外して抜針 | 駆血帯を外すときに看護師は「手を開いてください」と声かけをする | |
| 分注 | 分注不要 | 分注する |

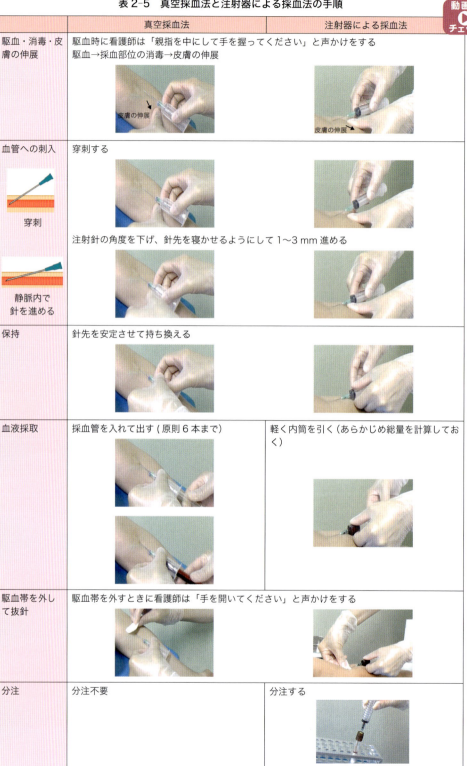

# 3 採血の準備

## ➕ 物品の確認

### ○物品の準備
①真空採血法と注射器を用いた採血法の必要物品は表 2-6 のように、一部が異なりますが、多くが共通しています。物品は「無菌操作を行うもの」「清潔操作を行うもの」「汚染物として取り扱うもの」で分類し、それぞれに適した扱いをします。

②真空採血法では、採血ホルダーと、そのホルダーに合った採血針を準備します。注射器を用いる採血法では、採取する血液量に合わせて注射器を準備します。注射器の筒先は横口（よこくち）のものを準備します（p.85、図 3-6 参照）。

③採血ホルダーと採血針、注射器と注射針の接続は確実に行います。接続がゆるんでいると外れる危険があります。また、空気が入ると溶血の原因になります。

### ○感染防止
採血では、針を患者の静脈内に刺入しますので、感染予防が重要です。

### ○注射器と注射針の接続
注射器を用いる場合は、注射器内の空気を抜きます。注射器と注射針の接続部は手で触れずに、無菌操作により接続します。

### ○針の選択
①針の太さ：針は目的に合わせて選びます。針の太さは、21～23G（ゲージ）です。23G よりも細いと、その細い針の中を血液が通るときに血球が破れて溶血し、検査データに影響を及ぼすことがあります。

②針の種類：針は直針や翼状針を使います。翼状針（図 2-5）を使う真空採血法では、翼状針の管の部分に空気が入っているため、採血管に採取する血液量が、そのぶん減ってしまいます。正確な量、または採血管内の薬剤との正確な比率で血液が必要な場合は、まず検査用以外の採血管を用いて、翼状針の管の中に血液を満たしておきます。

③刃面：針の刃面は、レギュラーベベル（regular bevel；RB）とショートベベル（short bevel；SB）の 2 種類があります（p.86、図 3-9 参照）が、採血時は SB 針を用います。RB 針は刃面が長いため、静脈に刺す途中で血管を突き破ってしまうと考えられています。

# 第 2 章

## 3 採血の準備

表 2-6 採血のための必要物品の準備

| | 物品 | | 真空採血法 | 注射器による採血法 |
|---|---|---|---|---|
| 異なる物品 | 注射器材 | | 採血ホルダー<br>採血針（21〜23G の針を用い、採血ホルダーと確実に接続する） | 注射器<br>注射針（21〜23G の針を用い、注射器と確実に接続する） |
| 採血法で共通する物品 | 採血指示書<br>各採血管用ラベル | | 採決指示書を確認し、患者の名前が入った採血管用ラベルを準備する | |
| | 手袋 | | 感染予防のために患者ごとに手袋を用いる。明らかに血液がついた場合や、破れた場合は、手洗いをした後に新しい手袋を使用する<br>ラテックスアレルギーのある患者に、ラテックス製の手袋で触れないようにする（ラテックスフリーの手袋を準備する） | |
| | トレイ | | 清潔なものを入れるために、洗浄し乾燥したトレイを準備する。トレイはアルコール綿で中心から拭き、清潔領域とする | |
| | アルコール綿<br>（70%エタノール、70%イソプロピルアルコールを含む消毒綿） | | 皮膚の消毒、トレイの消毒に使う。アルコールにアレルギーがある患者には、施設で指定している別の消毒薬を使う | |
| | 擦式手指消毒薬 | | 複数の患者に連続して採血を行う場合は、手袋の交換前に手指消毒を行う | |
| | 駆血帯 | | 駆血し、静脈を怒張させる。使用した駆血帯に患者の血液が付いていると、次の患者に交差感染のリスクとなる。洗浄し消毒して使用する。ディスポーザブルの駆血帯を選ぶことも増えてきた<br>ゴム製の駆血帯は、ラテックスアレルギーのある患者には使用しない（ラテックスフリーの駆血帯も準備する） | |
| | 肘枕 | | 採血部位を安定させるために使用する | |
| | 肘枕カバー | | 交差感染のリスクとならないように、患者ごとに肘枕カバーを交換する（肘枕すべてを覆うようにする） | |
| | 採血管（スピッツ） | | 検査目的に合わせて、採血管を準備する。採血時には、適切に保存をしてある採血管を選び、室内に置き室温にする<br>血液を入れる順に採血管を並べて準備する | |
| | 採血管立て | | 採取した血液検体を置く。採血管が倒れると、必要以上に撹拌されたり、血液が流れ出てしまうなど、採取した血液が検査できなくなる。また、血液感染のリスクも生じる<br>採血管立てに付いた血液が新しい採血管に付くと、誤って触れるなど交差感染のリスクになる。血液で汚染されていない採血管立てを使う | |
| | 絆創膏 | | 採血後、アルコール綿などを用いて採血部を指で圧迫した後、血液で衣服などが汚れないように絆創膏で止める。刺入部の血液が止まっていれば、アルコール綿と絆創膏は外してよい<br>絆創膏やアルコール綿には血液が付いているため、廃棄場所を指定する | |
| | 針専用廃棄容器 | | 血液が付着した針をリキャップしないで廃棄するために用いる | |
| | 膿盆 | | 廃棄物を一時的に入れる。分別廃棄するときは、膿盆の中に注射針や血液が付いたガーゼが入っている可能性もあるため、鑷子を使うなどをし、素手では扱わない<br>膿盆から感染性廃棄物として指定の容器に廃棄するときは、汚染物に触れたり、針刺し事故予防のために片手のみを使う | |
| | 注意事項 | | 使用する物品は適切に保管されたものか、滅菌の有効期間であるかを確認する。物品を取り出すときは、次に使う人のことを考え、適宜点検、補充する | |

■ 滅菌物として無菌操作を行うもの　■ 清潔操作を行うもの　■ 汚染物として取り扱うもの

# 採血

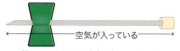

管には、すでに空気が入っている

図2-5　翼状針（イメージ図）

表2-7　採血の主な分類

| 分類 | 検査 |
|---|---|
| 血液学的検査 | 血液一般検査（白血球数、赤血球数、ヘモグロビン、赤血球沈降速度など）、出血・凝固系検査 |
| 血液生化学的検査 | 血清タンパク、腎機能、窒素化合物、水・電解質、脂質代謝、胆汁、血清酵素、鉄代謝、糖代謝 |
| 免疫・血清学的検査 | C反応性タンパク、液性免疫、補体 |
| 内分泌学的検査 | 下垂体前葉、下垂体後葉、甲状腺、副甲状腺、副腎皮質など |

④事故防止のための安全装置：採血後のリキャップによる針刺し事故防止のために、抜針後に針を覆いかぶせることができる安全装置付きの注射針もあります。

○清潔な手袋の装着

　採血者の針刺し事故防止のためにも手袋を装着します。

　患者ごとに手袋は交換します。もし手袋に血液が付着したまま別の患者へ使用すると、交差感染のリスクとなります。

○目的に合わせた採血管の使用
- 血液検査の目的によって使用する採血管の種類は異なります。
- 静脈血による血液検査は、「血液学的検査」「血液生化学的検査」「免疫・血清学的検査」「内分泌学的検査」に大別できます（表2-7）。
- そのほかに輸血用検査、遺伝子検査などがあります。

①血液学的検査
- 血液学的検査のうち、白血球、赤血球、ヘモグロビンなどの血球系検査は、抗凝固剤としてEDTA（エチレンジアミン四酢酸）を用いて、凝固していない状態の「全血」を用います（図2-6）。
- 血液学的検査は、ほかに出血・凝固系や、赤血球沈降速度の検査があります。
- 出血・凝固系の検査は、抗凝固剤の種類と濃度、採血した血液の量と抗凝固剤の比が重要になります。また、採血後、およそ5回、静かに転倒混和します。この混和が十分でないときや、激しく振り泡立ったときは、検査結果を誤ることがあります。
- 動脈血の採血でも、血液ガス分析専用のものなど、目的に応じた採血管を使用し

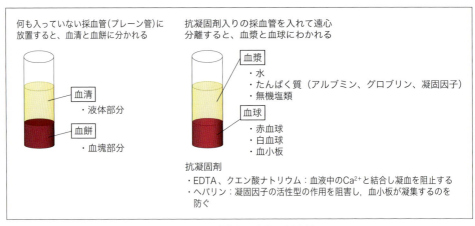

図2-6　血液検査の種類と採血管

ます。
- 赤血球沈降速度（赤沈、血沈ともいう）の検査は、3.2%クエン酸ナトリウム（抗凝固剤）と血液の割合が1：4となることが大切です。室温18〜25℃で採血管を垂直に立てておくと血液中の赤血球が沈降します。炎症により赤血球の沈降は速くなります。

② 血液生化学的検査

　血液生化学的検査は、「血清」や「血漿」成分を、化学反応、酵素反応、抗原抗体反応を利用して分析します。

③ 免疫・血清学的検査

　免疫・血清学的検査は、何も入っていないプレーン管や凝固促進剤入りの採血管を用いて、血清と血餅に分けたうちの「血清」を測定します。

④ 内分泌学的検査

　内分泌学的検査は、検査するホルモンに合わせて「血清」や「血漿」成分を検査します。

○ 採血管の種類

- 真空採血管は、管内の圧力が大気圧より低くなっています。あらかじめ採血量分の減圧がされています。大気と同じ状態で真空にはなっていない採血管もあります。
- 真空採血管のキャップ（栓）を開いた後や、穴が開いていれば、減圧状態（真空）は保てません。
- 採血管は滅菌されたものを用います。キャップ（栓）を開いた後や、穴が開いていれば、無菌状態は保てません。
- 何を測るのかによっても採血管は異なります。何も入っていないプレーン管や、

# 採血

```
①血液凝固検査用採血管          ①血清検査用採血管
②赤沈検査用採血管              ②血液凝固検査用採血管
③血清検査用採血管              ③赤沈検査用採血管
④ヘパリン入り採血管    または  ④ヘパリン入り採血管
⑤EDTA 入り採血管             ⑤EDTA 入り採血管
⑥血糖検査用採血管              ⑥血糖検査用採血管
⑦そのほか                      ⑦そのほか
```

図 2-7　採血管の採血順の例

　血液の凝固防止を促進するなどの目的で、あらかじめ薬剤（添加剤）が入っているものがあります（例：全血あるいは血漿を用いる検査では、抗凝固剤を使用して、血液の凝固を阻止しておきます）。
・採血管のキャップ（栓）の色（カラーコード）は、国内で統一されています。
　紫色：血液一般検査（EDTA-2K 添加など）
　黒色：血液凝固検査（クエン酸ナトリウム添加）
　灰色：血糖検査（フッ化ナトリウム添加など）
　茶色：生化学検査（凝固剤なし）
・採血ホルダーと採血管は、添付文書で使用上の注意を確認します。
・真空採血管は、採血時の気温や気圧、患者の血圧により採血量が変化することがあります。

## ○採血管の順序

　各採血管の間で、内容物のコンタミネーション（汚染）による検査値の影響を防ぐため、採血管の採血順を考える必要があります。しかし、血液凝固検査用採血管と血清検査用採血管のどちらを先に採取するかについては、確定的なエビデンス（科学的根拠）は得られておらず、長所と短所があります。また、真空採血法では採血順により採血管の中に血液が入る時間が異なります[1]。採血管の採血順は、施設内のルールを確認してください（図 2-7）。

## ○患者のラベルの貼付

　採血管に患者のラベルを貼るのを、何人かの患者の採血が終わった後に「まとめてしよう」と思うのは危険です。採血管の外観は同じであるため、誰の血液が入っているかがわかりません。必ず、採血前に患者氏名など必要事項が記載されたラベルを貼って、準備をしておく必要があります（図 2-8）。

## 3 採血の準備

### 採血管への分注

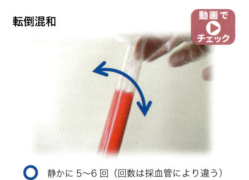

○ 片手で行う（誤って自分のもう一方の手に刺さないため）

### 採血管の種類の例
・プレーン管
・薬剤（添加剤入りの採血管）：薬剤の状態には、フィルムコート、顆粒、溶液がある

- キャップ（栓）
- 試験管

・滅菌
・室温保存

### 転倒混和

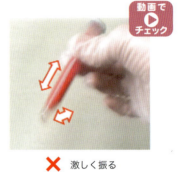

○ 静かに5〜6回（回数は採血管により違う）　　✗ 激しく振る

### ラベル貼付

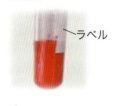 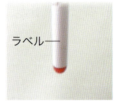 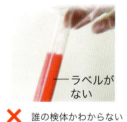

○ 血液の流入がわかる　　✗ 血液の流入がわからない　　✗ 誰の検体かわからない

図2-8　採血管の取り扱い

### ○感染予防

　真空採血法では採血管内や採血管のゴム部の汚染物質が逆行性に静脈内に入り、感染源となる可能性があります。雑菌の混入を防ぐために、針を刺して血液を入れる場所である採血管のゴム部は、アルコール綿で拭いておきます。ただし、ゴム部のアルコールが十分に乾いていない状態で針を刺すと溶血の原因になります。

　血液が入った後の採血管のゴム部は、血液が付着している可能性があります。血液検体の入った採血管は、感染予防のためディスポーザブル手袋をして取り扱います。

# 採血

##  採血部位

○採血部位の解剖学的知識

　採血部位を正確に把握するには、解剖の知識を身につけておく必要があります。採血する静脈が神経や動脈と近い場合は、誤って神経や動脈に刺入する危険があります。特に採血部位として選択する肘部(ちゅうぶ)の解剖は基本知識として不可欠です。

　静脈や神経の走行と個人差：人の静脈や神経の走行には個人差があることも覚えておきましょう（図2-9）。

　皮静脈：蛇行している静脈は刺入しにくいので避け、皮膚のすぐ下の皮下組織を走る皮静脈を選択します。皮静脈は比較的太い静脈で表面の皮膚が柔らかく、刺入しやすいという特徴があります。

○肘部の解剖（図2-10）

　肘部は、無数の細い皮神経が網の目のように走行しています。また、太い運動神経・感覚神経が比較的浅い部位を走行している場合があるため、誤って神経を刺してしまい、神経障害のリスクがあります。また、神経の走行は、特に皮静脈との関係において個人差が大きいという特徴があります。

　外側前腕皮神経は橈側(とうそく)皮静脈の深層を走行していることが多いという特徴があります。最もリスクが低いと考えられる静脈穿刺部位は橈側皮静脈に近い肘正中(ちゅうせいちゅう)皮静脈です。一方、尺側(しゃくそく)皮静脈の浅層(せんそう)には内側前腕皮神経が通っている可能性があり、深く刺すと神経損傷の危険が高いと考えられます。

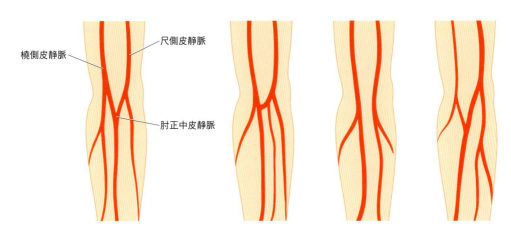

図2-9　上肢の皮静脈の例

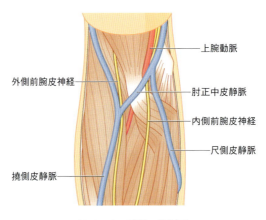

図2-10　肘部の解剖図

○静脈に触れた感覚
　静脈の近くには神経も走行しているため、注射針を刺入した後に、体内で針先を動かして静脈を「探る」のは危険です。
　静脈は皮膚表面を見ただけではわからない場合もあるため、自分の指で触れて確かめます。静脈を触れにくい場合は駆血をして触ってみます。採血部位の確認をした後に駆血帯を外し、実際に採血するときに再び駆血をします。
　神経を静脈と誤ることがないように、静脈を指で感じとる練習を重ねます。

○採血を避ける部位
①瘢痕や傷のある場所、浮腫のある場所など：傷が広がったり、静脈の走行がわかりづらく、間違えて神経に刺入してしまうなどの危険があります。
②輸液が行われている側の腕：輸液の成分が検査の結果として出てしまう危険があります。正確な測定をするために、輸液をしている側からの採血は行いません。
③透析用シャントがある側の腕：駆血により血流を妨げるなど、シャントに負担がかかり、血液凝固の原因になることがあります。透析を継続するためには、シャントを閉塞させないように細心の注意が必要です。

# 4 採血の実施

## 作業環境の整備

①**手順と作業環境**：手順に合わせて、「物品はどのように置くとよいか」と、その配置を考えておきます。

②**使用後**：使用後の物品も、どこに置くと安全に後かたづけができるかを考えておきます。

## 姿勢の確認

①**患者の姿勢**：穿刺する前に、患者が安定した姿勢であることを確認します（図2-11）。穿刺部が安定するように肘枕の位置も工夫します。不安定な状態で採血を行うと、穿刺時の痛みなどで腕が動いた際に針が進み、それにより血管を破ってしまうなどの危険があります。また、患者が採血中に意識を失った場合、転倒し、頭を打つ危険もあります。背もたれと肘掛けがある安定した椅子が安心です。

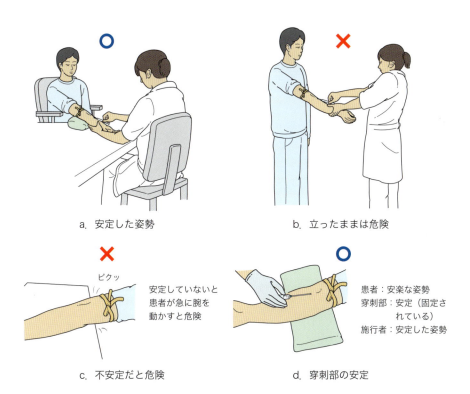

a. 安定した姿勢　　　　　　b. 立ったままは危険

c. 不安定だと危険　　　　　d. 穿刺部の安定

図2-11　採血時の姿勢

②**実施者の姿勢**：採血の実施者は、自分の動きに合わせた姿勢を考える必要があります。たとえば、注射器の持ちかたによって手関節の動きは制限されます。採血時は、体や手の動きを考え、その動作がしやすい位置と、動きやすい姿勢を考えていく必要があります。また、この動きに合わせて、必要物品をどこに置くとよいかを考え、作業環境を整えます。

③**穿刺部の位置**：穿刺部は心臓より低い位置にします。

## ➕ 駆血

駆血に用いる駆血帯には、①天然ゴム製で留め具（ピンチ）のないもの、②留め具（ピンチ）付きのもの、③そのほかの素材でできたものなどがあります（図2-12）。

①**駆血帯の位置**：静脈を圧迫することにより静脈が怒張するように、穿刺部の中枢側5〜10 cm 上に駆血帯を巻いて、駆血を行います。

②**母指を中にして握る**：患者に母指を中にして握るように伝え、前腕の筋肉を収縮させて静脈血還流を促します。

③**駆血帯を締める力**：静脈が怒張すると穿刺がより確実になりますが、駆血帯を強く締めすぎると動脈も圧迫され、末梢に流入する血液量が減少してしまいます。動脈圧と静脈圧の間の圧の強さで駆血帯を巻きます。橈骨動脈が触れて感じとれるくらいの強さで巻くことで末梢に血液が流れます。

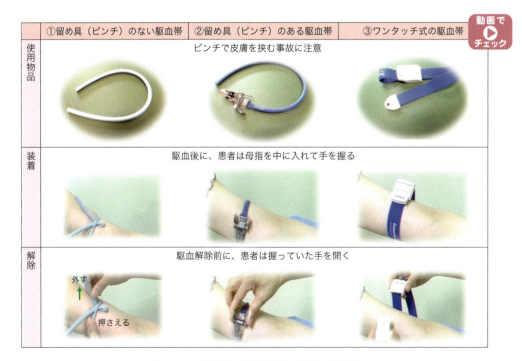

図2-12　駆血帯の種類と操作（装着・解除）

④交差感染の予防：駆血帯を複数の患者の採血に共有する場合は、器具を介して感染する交差感染のリスクがあります。血液が付着した場合は、洗浄し消毒します。もしくはディスポーザブル（単回使用）の駆血帯の使用を検討します。

⑤駆血時間：駆血時間は1分以内であれば、検査に与える影響が許容範囲内と考えられています。駆血が長いと、うっ血が起こり、血管内の水分が血管外の組織に移行し、血球やタンパク、それに結合したものが濃縮し、循環障害が起こります。乳酸が上昇し、凝固活性化が起こり、検査に影響がでます。そのため駆血しても採血する静脈がわかりにくい場合は、駆血帯を一度外して2分以上あけて、再び駆血をして、採血します。静脈がわかりにくい場合は、温タオルを当て、温めることで血管を怒張させることができます。

【手技のポイント】

①留め金（ピンチ）で皮膚を挟まない：留め具（ピンチ）付きの駆血帯は金具で誤って患者の皮膚まで挟んでしまう危険があります。皮膚から離した所でゴムを伸ばし、金具を止めた後、静かに置きます。そのとき強く伸ばしてしまうと、患者の腕を締めすぎるため注意します（図2-13）。

②外すとき：駆血帯を外すときは、針先を静脈内に入れたままで行います。針先が動かないように保持し、もう片方の手だけで外す作業をします。駆血帯は、外すときのことも考えて巻きます。

③採血中の感染予防：駆血帯を巻いた後に、駆血帯の先端などが針に触れてしまうことがあります。また、直接触れなくても、採血中に駆血帯の先端などが気になり、集中できなくなることがあります。駆血帯を巻くときは、採血中のことも考える必要があります。

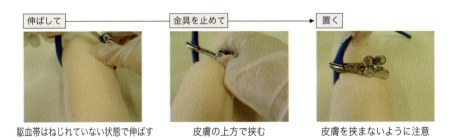

図2-13　留め具（ピンチ）のある駆血帯の使用法

## 採血部位の消毒

○消毒

①**消毒用アルコール綿で消毒**：消毒用アルコール綿（70％エタノール）は殺菌作用があり、刺入部位の皮膚の汚れを取り除いて細菌類の血行性感染を防ぎます。消毒用アルコール綿を用いて、穿刺部分を中心に外側へ向かって一方向に消毒をします（図2-14）。

②**乾燥直後に穿刺する**：皮膚表面のアルコールが乾いた瞬間の穿刺が、感染予防の面で効果的と考えられています。アルコールが十分に乾燥していないと消毒効果が十分に得られないばかりか、刺入時の痛みが増します。また、消毒薬が血液とともに注射針に入ると、溶血の原因になります。

③**消毒部位には触れない**：消毒後に、穿刺部の静脈をもう一度触れて確認したくなることがあるかもしれません。しかし、消毒した後は、清潔保持のため、消毒部位に触れないように注意します。

○過敏反応に注意

①**消毒用アルコール**：皮膚に発赤を生じるなど、消毒用アルコールが強い刺激となる患者がいます。この場合は、別の消毒薬を用います。

②**アナフィラキシー（即時型過敏反応）**：天然ゴム製品への接触によりラテックスアレルギーと呼ばれるアナフィラキシーを起こす人がいます。ディスポーザブル手袋や駆血帯の素材として天然ゴム製品が使われている可能性があります。患者だけでなく看護師が触れてアレルギー反応を起こすこともあり、注意が必要です。

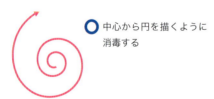 ○ 中心から円を描くように消毒する

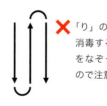 ✕ 「り」の字を書くように消毒する方法だと、汚れをなぞって広げてしまうので注意する

図2-14　消毒用アルコール綿による一方向への消毒

## 皮膚の伸展

○皮膚の伸展

　穿刺部の手前（末梢側）の皮膚を伸展して穿刺しやすくします（図2-15）。しかし、伸展し過ぎると血管も伸展して血管径が細くなりますので注意が必要です（図2-16、表2-8）。

# 採血

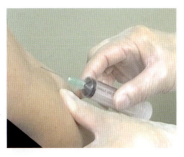 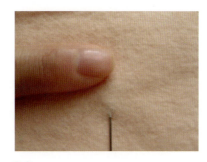

〇 手前（末梢側）の皮膚を伸展する　　✕ 針先に自分の指を置いて伸展すると自分の手を刺す危険性がある

図2-15　皮膚を伸展する位置

表2-8　穿刺部の確認のポイント

・駆血帯で軽く上腕をしばり、解剖学的に静脈が走行していそうな部分の皮膚に、利き手の指の腹をあて、血管の盛り上がりを触知して確認します。
・目に見えなくても、静脈は指に触れる感触が、ほかの皮膚面と異なります。指に触れた血管の感触と対象者の腕の肉付き状態によって針先の角度を変えます。
・この指の感覚を大切にしながら経験を重ねると、指の感触で血管走行の深さもわかるようになります。
・血管の位置や深さは人によって様々です。採血する血管の位置や深さや太さを確認するときは、40℃程度に温めたタオルで腕を温めるとわかりやすくなります。

①皮膚を伸展させる　　②穿刺する静脈の手前から静脈に沿って針を進める

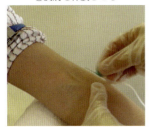 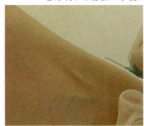

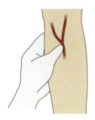 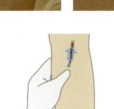 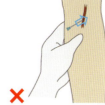

〇　　✕

図2-16　皮膚の伸展と針の進行方向

## 穿刺

○穿刺角度

　穿刺するときの角度は、穿刺する静脈が視認できるほどの表在性の血管か、血管が目視できず触れることもできない深さなのかによって異なります。表層に見える静脈では、ほぼ平行に近く穿刺をすることになります。

　静脈の深さと穿刺角度のイメージを図2-17に示します。穿刺する静脈により、穿刺角度を変えます。

○穿刺し静脈内へ

　採血では、穿刺部の皮膚を伸展させ、皮膚を針先で切開し、静脈の中まで針を進めます。次に、針の角度を下げ、針先を寝かせるようにして1〜3 mm進めます。これらは図2-18のように2段階の動きで表現できます。採血時の針の動きは、教科書にもみられるように針先に力が集まるように、直線に進んでいくのが理想的です。

　注射器による採血法では、静脈に針先が入ると血液が針基に逆流してきます。それをサインとして針先を進め、血管内に保持します。しかし、真空採血法では、血液の逆流のサインがないため、採血管を採血ホルダーの中に入れて、はじめて静脈に入ったことがわかります（p.47参照）。

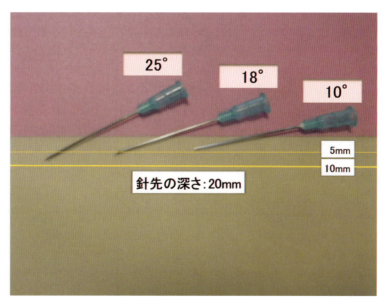

図2-17　穿刺角度と針先が20 mm入った深さの違いの例

①静脈に穿刺する

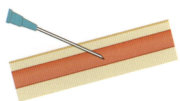
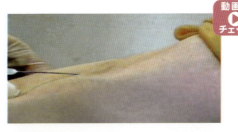

②針先を寝かせ静脈内に1～3mm程度、針を進める

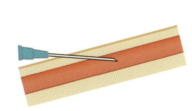
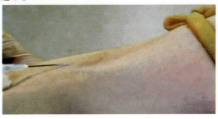

図2-18　穿刺のポイント

## ✚ 侵襲の少ない技術の検討

### ○できるだけ身体に侵襲のない技術を考える

　採血時の注射器の持ちかたの特徴を、観察や研究をして分類したのが図2-19です。本書では、注射器の選択、採血ホルダーや注射器の持ちかた、手の動かしかたの視点から穿刺を考えてみます。

### ○注射器の選択

　注射器は、中口と横口があります。中口は、横口よりも筒先の位置のぶん、表層に近い静脈に針先を進めるのが難しくなります（p.85、図3-6参照）。そのため横口の注射器を用います。

### ○採血ホルダーや注射器の持ちかた（図2-19）

①穿刺時に採血ホルダーや注射器の下に指があると…
・穿刺時に採血ホルダーや注射器の下に指があると安定します。しかし、指の厚みが加わるため角度がつき、表層の静脈への穿刺はしづらくなります。
・表層の静脈へ針を進めるためには、手首を回転させ採血ホルダーや注射器の下にある指を外すことになります（p.65、図2-20参照）。
・採血ホルダーや注射器の下に指があると、穿刺後の持ち換えがしづらくなります。

②針基に触れると…
・近年は、針基の接続部が覆われているものもありますが、接続部に触れることで

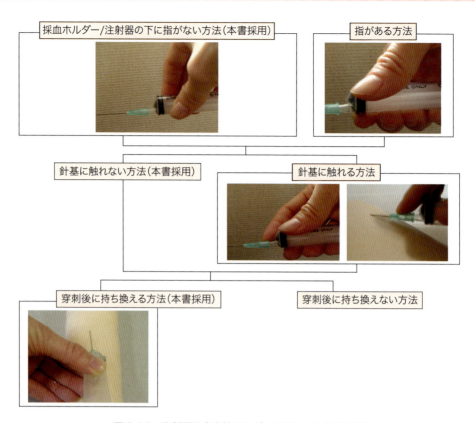

図2-19　注射器や真空管ホルダーの持ちかたと個人差

針基からの感染のリスクが考えられます。
③穿刺後に採血ホルダーや注射器の持ち換えをしないと…
・穿刺後に採血ホルダーや注射器を持ち換える人と、持ち換えない人がいますが、利き手で採血ホルダーや注射器を持って穿刺をしたまま持ち換えないと、非利き手で操作することが多くなります。

　穿刺した後の持ち換えによって、非利き手は採血ホルダーや注射器を保持し、利き手で採血管の出し入れをするなどの動作ができます。これは、利き手と非利き手の特徴を生かした動きになります。

○手の動かしかた
・針の中央に力がかかると、針はたわみ、針全体に負荷がかかった状態になります（図2-20）。

# 採血

採血ホルダー（注射器）の下に指がない場合（本書採用）

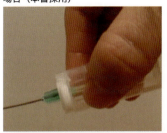

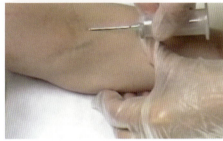

穿刺後、そのまま針を進められる

採血ホルダー（注射器）の下に指がある場合（負担がある例）

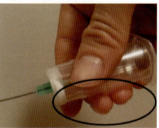

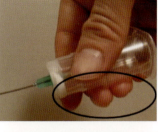

針の中央に力がかかっている

× 穿刺後、指により針が奥に進みにくい

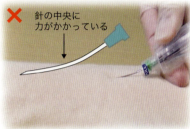

× 針を進めるため、手首を回転させる

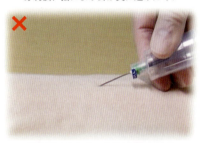

× 結果、患者への負担が増える

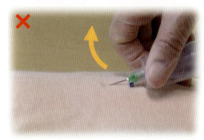

図2-20　採血ホルダー（注射器）の持ちかた

## ○注射器の下に指があると（筆者の研究から）

　採血時の注射針の動きを分析すると、注射器の下に指があると、患者に触れている自分の指の厚みにより、針を進めるために、針が弧を描くように、針の中央に力が入ることがあります。針への荷重が少なければ、患者への侵襲も少なくなります。「針先に力を集めるように刺す」ことがよいと考えられます。

また、注射器などの扱いに慣れていない場合や、採血ホルダーや注射器の下に指があると、指を外すために手首を回転させ針先が「ドリルのように回る」「波のように動く」ことになります[2]。

○本書で採用した採血手技

筆者の研究[2][3]から、本書では「採血ホルダーや注射器の下に指は置かず、針基に触れず、穿刺の後は非利き手で採血ホルダーや注射器を保持し、利き手を動かす」方法にしました。

多くの看護師は、穿刺時の手を安定させるために、指の一部を患者の腕に添えるなどして採血時の安定を図っています。

## ✚ 採血管への血液検体の注入

○注射器による採血時の分注

注射器で採血した血液は、採血管へ分注します。

①**針刺し事故の予防**：分注する際は、採血管を採血管立てに固定し、注射器を持った片手のみを使い、採血管のゴム部に刺して注入していきます。

もう一方の手で採血管を持って行う方法は危険です。その理由は、採血に用いた注射針でゴム部を刺すつもりが、誤って採血管を持つ自分の手指を刺す可能性があるためです。

②**注入速度の検討**：採血管への血液の注入時は、検体を採血管へ勢いよく注入すると溶血などにより検査結果に影響を与えます。採血管の壁を伝わるように静かに入れます。採血管内に薬剤が入っている場合は、その採血管ごとに決められた血液量を入れ、針を抜いた後、静かに転倒混和します。

【溶血】

赤血球は、柔軟性に富んだ赤血球膜に包まれたヘモグロビンの塊です。衝撃では破れない構造になっていますが、人為的に粗雑に扱ったり、検体の保存状態が悪いと、赤血球膜が破れて溶血が起こり得ます。

一般的によくある溶血のパターンには以下のようなものがあげられます。
①細い針の付いた注射器を用いて、強い力で採血する。
②注射器から採血管の壁に向かって、勢いよく注入する。
③抗凝固剤と混和する際に乱暴に扱う。
④誤って凍結させてしまう。
⑤40℃以上の環境に長時間放置して、赤血球内の成分が血漿中に漏れ出てしまう。

⑥消毒用アルコールが混入する。

　溶血すると、酵素類や赤血球の成分が溶血の程度に応じて血漿（血清）成分の中に検出されます。そのため、遊離ヘモグロビン、AST（アスパラギン酸アミノトランスフェラーゼ）、LDH（乳酸脱水素酵素）、カリウムなどが上昇します。

　溶血が疑われる場合は、検査データが溶血の影響を受けているという情報を担当医に伝えます。そうしないと、間違った診断がなされ、不必要な処置がされることになりかねません。

【カリウム】
　カリウムの値が高ければ、洞房結節の興奮の伝導が遅れ、徐脈を引き起こし、心停止に至ることも考えられます。このような患者の身体を反映した重要な検査結果があれば、すぐに対応する必要があります。

　採血時の駆血時間が長いと血中のカリウムが偽高値となります。また、以前は静脈の走行がわかりにくい場合、血管を怒張させるために「手を開いて、閉じて」を繰り返す「クレンチング動作」が奨励されていました。しかし、現在では筋肉運動によりカリウムの値が高くなると考えられています。

　カリウムの値は暑い季節は低くなるなど、季節差もみられます。採血時の手技にも影響を受け、溶血を起こしたり、駆血時間が長いと、カリウムは高値になります。

## ✚ 駆血帯の解除と抜針

【手技のポイント】
○真空採血法では採血管を外した後に駆血帯を外す
　採血ホルダーに採血管が入った状態で駆血帯を外すと、採血管から血管内に逆流が起こる可能性があります。

○針先が安定した状態で駆血帯を外す
　血液の採取が終わったことを患者に伝え、怒張していた静脈をゆるめるために患者の手を開いてもらいます。針が進んでしまわないように針先が安定している状態で、駆血帯を外します。

○抜針
①駆血帯を外した後に抜針：抜針は、駆血帯を外した後で行います。駆血帯をしたまま針を抜くと、圧がかかった状態のままであるため、針を抜くと同時に静脈血

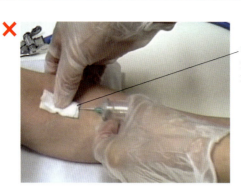

強く押しながら針を抜くと、針穴から消毒用アルコールが混入し、溶血することがある

動画には抜針のよい例が示されています

図2-21　抜針の悪い例：強く押しながら針を抜いている

が穿刺部から体外に出てくる危険があります。

②消毒用アルコール綿の効果的な利用：抜針の際には、その直後に消毒用アルコール綿で穿刺部を圧迫し、止血します。ただし、消毒用アルコール綿で強く針先を押さえながら針を抜くと、消毒用アルコールが注射針の中に混入し、溶血の原因となる恐れがあります（図2-21）。

○止血

抜針後5分間は採血部位を圧迫して、完全に止血し、その後に消毒用アルコール綿を外します。血液凝固障害をもつ患者や抗凝固薬内服中の患者は、30分程度かけて圧迫し、止血を確認します。

## 検査結果

○測定値に影響する要因

採血による血液検査の結果は、診断や治療につながる貴重な情報となります。当然ながら採血による検体（静脈血）は、疾患や治療の影響を受けます。個体差もあります。さらに食事や運動などの影響を受けるため個体内での変化があることも知られています。

また、採血方法や採血後の血液検体の取り扱いも検査結果に影響を与えます。検査結果は、これらの要因と合わせて考えていく必要があります（表2-9）。

○採血手技による影響

採血方法や、採血後の血液検体の扱いを正確に行わなければ、検査データへの影響が考えられます（表2-10）。この影響を知らないと、誤った診断や治療につながります。このため、採血時の状況の報告や記録は重要です。

表 2-9　測定値に影響する要因

| 要因 | 例 |
| --- | --- |
| 疾患の影響 | 疾患の悪化、回復、症候との関係など |
| 治療による影響 | 手術、輸血、輸液、薬物、造影剤など |
| 個体差 | 性別、年齢、遺伝、人種、環境、職種、体格、生活習慣（運動、食事、飲酒、喫煙） |
| 個体内の変化 | 妊娠、月経、季節差、食事、運動、日内変動、体位、ストレス |
| 採血方法 | 採血手技、駆血時間、採血部位、採血時の体位、採血管の順 |
| 採血後の血液検体の管理 | 撹拌の有無や方法、保存状況（温度）、検査までの時間、溶血の有無 |

表 2-10　検査データに影響を与える主な手技

- 指示の見落とし：空腹時の検査予定が、食後になったなど
- 体位：膠質浸透圧と毛細血管圧の差による立位と座位の違いなど
- 溶血：細過ぎる針の使用、空気や消毒用アルコールの混入、採血量不足、検体の激しい揺れなど
- 駆血時間の延長：駆血時間が長いと水分が血管外の組織に移動し、血球やタンパクが濃縮、乳酸の上昇、凝固活性化が起こる、など
- クレンチング：血管を怒張させるための「手を握る、開く」の繰り返し
- 採血時間の延長：血小板の凝集
- 採血量不足：採血管内の量は、血液生化学検査ではあまり問題にならない。ただしクエン酸ナトリウム採血管などで採血管内の薬剤との比率の変化が問題になる
- 採血前・後の採血管の保管の不備、不適切な温度、破損
- 採血管内の薬剤と血液の激しい混和、運搬時の揺れ、採血管の落下
- 採血管内の薬剤と血液の転倒混和不足

採血時の体位、採血前の運動、食事、飲酒での影響を受ける検査値もあります。

## ○検査値への影響

採血時の体位や、運動、食事、飲酒による影響により、変化する検査項目があります。入院患者では早朝空腹時に行うのが一般的です。その理由は、仰臥位で30分以上過ごした後であり、一定の条件を保ち検査結果を比較しやすいためです。

仰臥位から立位になると、心臓より下の末梢静脈や毛細血管で重力の影響で血液の還流が妨げられ、総タンパク、総コレステロールなどの検査値において10％程度までの差を生じることがあります。

## ○患者へのメッセージ

「医療の場は、24時間体制です。何人かの医療従事者がチームを組んで○○さんの医療に取り組んでいます。困っていること、たとえば『採血部位が腫れて痛い』などがあれば、医療従事者に伝えてください」と、患者が安心できるように声をかけます。

## ○血液検体の取り扱い

採取した血液検体は、検査目的に応じた管理をします。

採血管をそのまま手で持って運ぶと、付着した血液による感染のリスクがあります。感染媒介者とならないためにも、採血管は清潔な入れ物を使って運びます。

## ○基準範囲と共用基準範囲の違い

基準範囲は、以前には「正常範囲」と呼ばれていましたが、正常と異常を区別する値ではないため、基準範囲（reference interval）とし、健常者から一定の条件で選んだ個体の基準値の分布中央の95％を指します[4]。

病院ごとに設定されている臨床検査の基準範囲は、全国的には不統一です。日本では、2014年に日本臨床検査標準協議会から正式に共用基準範囲が公開されました（表2-11）。この基準範囲は、ほぼ全国的に標準化が達成された検査項目に対するものです[4]。

表2-11 検査の共用基準範囲

| 検査項目 | | | 共用基準範囲 | | | | |
|---|---|---|---|---|---|---|---|
| | | 項目名称 | 略語 | 性差 | 下限 | 上限 | 単位 |
| 血液学的検査 | 血液一般 | 白血球数 | WBC | | 3.3 | 8.6 | $10^3/\mu L$ |
| | | 赤血球数 | RBC | 男 | 4.35 | 5.55 | $10^6/\mu L$ |
| | | | | 女 | 3.86 | 4.92 | |
| | | ヘモグロビン | Hb | 男 | 13.7 | 16.8 | g/dL |
| | | | | 女 | 11.6 | 14.8 | |
| | | ヘマトクリット | Ht | 男 | 40.7 | 50.1 | ％ |
| | | | | 女 | 35.1 | 44.4 | |
| | | 平均赤血球容積 | MCV | | 83.6 | 98.2 | fL |
| | | 平均赤血球色素量 | MCH | | 27.5 | 33.2 | pg |
| | | 平均赤血球色素濃度 | MCHC | | 31.7 | 35.3 | g/dL |
| | | 血小板数 | PLT | | 158 | 348 | $10^3/\mu L$ |
| 血液生化学的検査 | 血清タンパク | 総タンパク | TP | | 6.6 | 8.1 | g/dL |
| | | アルブミン | ALB | | 4.1 | 5.1 | g/dL |
| | | グロブリン | GLB | | 2.2 | 3.4 | g/dL |
| | | アルブミン、グロブリン比 | A/G | | 1.32 | 2.23 | |
| | 腎 | 尿素窒素 | UN | | 8 | 20 | mg/dL |
| | | クレアチニン | CRE | 男 | 0.65 | 1.07 | mg/dL |
| | | | | 女 | 0.46 | 0.79 | |
| | 窒素化合物 | 尿酸 | UA | 男 | 3.7 | 7.8 | mg/dL |
| | | | | 女 | 2.6 | 5.5 | |

つづく

(表 2-11 つづき)

| 分類 | 項目 | 略号 | 性別 | 下限 | 上限 | 単位 |
|---|---|---|---|---|---|---|
| 水・電解質 | ナトリウム | Na | | 138 | 145 | mmol/L |
| | カリウム | K | | 3.6 | 4.8 | mmol/L |
| | クロール | Cl | | 101 | 108 | mmol/L |
| | カルシウム | Ca | | 8.8 | 10.1 | mg/dL |
| | 無機リン | IP | | 2.7 | 4.6 | mg/dL |
| 脂質代謝 | 中性脂肪 | TG | 男 | 40 | 234 | mg/dL |
| | | | 女 | 30 | 117 | |
| | 総コレステロール | TC | | 142 | 248 | mg/dL |
| | HDL-コレステロール | HDL-C | 男 | 38 | 90 | mg/dL |
| | | | 女 | 48 | 10.3 | |
| | LDL-コレステロール | LDL-C | | 65 | 163 | mg/dL |
| 胆汁 | 総ビリルビン | TB | | 0.4 | 1.5 | mg/dL |
| 血清酵素 | アスパラギン酸アミノトランスフェラーゼ | AST | | 13 | 30 | U/L |
| | アラニンアミノトランスフェラーゼ | ALT | 男 | 10 | 42 | U/L |
| | | | 女 | 7 | 23 | |
| | 乳酸脱水素酵素 | LD | | 124 | 222 | U/L |
| | アルカリホスファターゼ | ALP | | 106 | 322 | U/L |
| | γ-グルタミールトランスフェラーゼ | γGT | 男 | 13 | 64 | U/L |
| | | | 女 | 9 | 32 | |
| | コリンエステラーゼ | ChE | 男 | 240 | 486 | U/L |
| | | | 女 | 201 | 421 | |
| | アミラーゼ | AMY | | 44 | 132 | U/L |
| | クレアチン・ホスホキナーゼ | CK | 男 | 59 | 248 | U/L |
| | | | 女 | 41 | 153 | |
| 鉄代謝 | 鉄 | Fe | | 40 | 188 | mg/dL |
| 糖代謝 | グルコース | GLU | | 73 | 109 | mg/dL |
| | ヘモグロビン A1c | HbA1c | | 4.9 | 6.0 | % (NGSP) |
| 免疫・血清学的検査 | C 反応性タンパク | CRP | | 0.00 | 0.14 | mg/dL |
| | 液性免疫 免疫グロブリン G | IgG | | 861 | 1747 | mg/dL |
| | 免疫グロブリン A | IgA | | 93 | 393 | mg/dL |
| | 免疫グロブリン M | IgM | 男 | 33 | 183 | mg/dL |
| | | | 女 | 50 | 269 | |
| | 補体 補体タンパク 3 | C3 | | 73 | 138 | mg/dL |
| | 補体タンパク 4 | C4 | | 11 | 31 | mg/dL |

(日本臨床検査医学会ガイドライン作成委員会編:臨床検査のガイドライン JSLM2015 ―検査値アプローチ／症候／疾患,日本臨床検査医学会,2015.より引用)

# 5 採血の実施後

## 後かたづけ

○廃棄物の管理

①**分類廃棄**：常に、次に使う人のことを考えて行います。再利用するものは、洗浄、消毒、滅菌といった目的に合わせた方法で処理します。

②**使用した針の廃棄**：使用した針などの安全な廃棄を心がけます。針刺し事故のリスクがあるため、注射器や採血ホルダーと針は外さずに廃棄します。針刺し事故防止のため、針専用の廃棄容器を用いて、その場でかたづけます。針刺し事故防止のため原則としてリキャップは行いません。

③**廃棄中の事故防止**：自分自身や廃棄物のかたづけを担当する人が誤って使用した針を刺す危険があります。血液を介して感染することのないように、使用した針の管理は十分注意して行います。特に、廃棄物を膿盆に置き、処置室へ持ち帰った後で、分類廃棄する場合など、誤って針先に触れてしまうと危険です。廃棄物は廃棄物専用に準備した鑷子(せっし)を使用するなど、廃棄物には直接触れないように作業をし、事故防止に努めます（図2-22）。

○リキャップは禁止

　針刺し事故の危険があるため、使用した針のリキャップは原則として行いません。特に翼状針のキャップは細いため、リキャップ時の針刺し事故のリスクがあります。

　どうしてもその必要がある場合は、感染予防の項で示したように行います（p.31、図1-25参照）。

## 記録・評価

　行った看護は正しく記録・評価し、次の看護へつなげます。

　記録にあたっては、患者の主観と客観的な反応を大切にします（表2-12）。

　また、採血技術の向上のため、看護師自身の行為を主観的・客観的に振り返ります（表2-13）。

# 採血

## 後かたづけ

○ 穿刺後、すぐに専用容器へ廃棄する

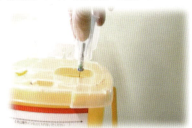

## 針刺し事故

✗ 注意：他のゴミと混じった針がある

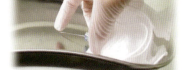

○ リキャップしない

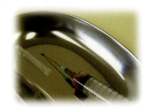

✗ 注意：リキャップで自分の指を刺す

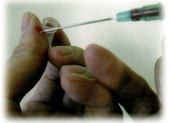

注意：使用後の針による針刺し事故による感染の危険がある

○ 廃棄物に触れずに片手で分別廃棄する

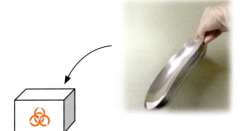

**廃棄**
- 「血液など液状のもの」「血液がついた固形物」「注射針など鋭利なもの」を分類廃棄する
- 「再利用するもの」「廃棄するもの」を分ける

図 2-22　後かたづけのポイント

表 2-12　採血と患者の反応

| |
|---|
| ・採血前・中・後の患者の状態はどうですか？ |
| ・止血されていますか？ |
| ・内出血はありませんか？ |
| ・しびれ感や痛みはありませんか？ |
| ・医師からの説明はどのようになされ、それを患者はどのように受けとめていますか？ |
| ・患者は、そのほかに、何か援助を求めていませんか？ |

表2-13　検体の取り扱い

- 検査結果は、基準範囲と比べてどうですか？
- その検査結果は、何を示唆しますか？
- 検査結果は、以前のデータと比べてどうですか？
- 検査結果だけでなく、患者の症状を多角的に確認しましたか？
- 検査結果に伴う診断や治療の変更による看護計画の見なおしはしましたか？

## 引用文献

1) Fujii, C.：Vacuum-venipuncture skills；time required and importance of tube order, Vascular health and risk management, 9：457-464, 2013.
2) Fujii, C., Ishii, H., Takanishi, A.：Safe venepuncture techniques using a vacuum tube system, International journal of nursing practice, Suppl 3：1-9, 2013.
3) Fujii, C.：Comparison of skill in novice nurses before and after venipuncture simulation practice, Journal of nursing education and practice, 4（5）：16-22, 2014.
4) 日本臨床検査医学会ガイドライン作成委員会編：臨床検査のガイドライン JSLM2015－検査値アプローチ／症候／疾患, 日本臨床検査医学会, 2015.

## 参考文献

1) 日本臨床検査標準協議会：標準採血法ガイドライン—GP4-A2, 第2版, 日本臨床検査標準協議会, 2011.
2) 池田勝義ほか：標準採血法ガイドラインに基づいた採血, 検査と技術, 43（3）：198-206, 2015.
3) 奈良信雄編：臨床検査, 第7版, 医学書院, 2014.
4) 村上純子：検体の採取と取り扱い, 保存, 西崎統, 村田満編：検査値の読み方・考え方, 第2版, p.12-17, 総合医学社, 2014.
5) 影岡武士：採血以後の溶血により影響を受ける検査値, 検査と技術, 35（10）：1400-1401, 2007.
6) 小宮山豊, 古賀正亨：データに影響する採血手技, 臨床検査, 59（1）：20-26, 2015.

# 第3章

## 注射・輸液

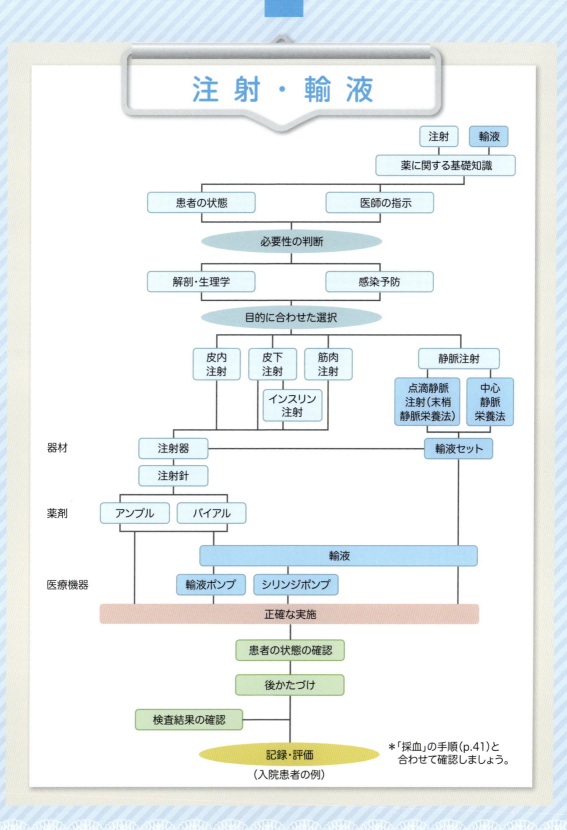

# 第3章

## 1 注射および輸液における判断

### 必要性の判断

　注射法は、注射器材を用いて体内に薬液を注入することの総称です。輸液法は、その注射法の一つです。

　注射・輸液によって身体に入った薬液は間違っていたとしても取り戻すことができません。また、誤った操作により入った感染源も同様です。「感染予防」を常に意識し、「安全」かつ「正確」な与薬を行います。

　看護師の注射の施行は、医師の指示を受けて行いますが、看護師は実施者としての責任があります。したがって「この患者の与薬の目的は何か」「なぜ、この患者に注射を行うのか」「この薬はどのような作用があり、どのような有害反応があるのか」「今の患者の状態に実施する意義はあるのか」など必要性の判断を行う必要があります（図3-1）。

### 注射法の種類

①注射法：体内での吸収速度が遅い順に、**皮内注射、皮下注射、筋肉注射、静脈注射**に大別できます（図3-2）。それぞれの方法の違いは後述します（p.94）。

②輸液法：注射針やカテーテルが静脈内に入った状態で、注入する速度（輸液速度）を調整しながら、注射薬液を持続的に注入する方法です。

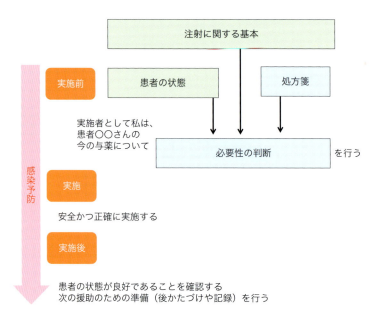

図3-1　必要性の判断

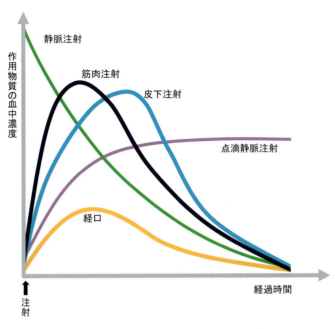

図3-2　与薬経路による血中濃度推移の違い

　輸液法のうち末梢静脈に施行するものは**点滴静脈注射**といい、略して「点滴」と呼びます。また、末梢静脈に施行することから**末梢静脈栄養法**（peripheral parenteral nutrition；PPN）ともいわれます。

　一方、深部静脈に施行し、高カロリー輸液製剤を注入する方法は**中心静脈栄養法**（total parenteral nutrition；TPN）と呼ばれます。これは高カロリー輸液療法やIVH（intravenous hyperalimentation）と呼ばれることもあります。

## 状況に応じた技術の選択

各注射法にはそれぞれの特徴がありますが、主な注意点は共通します。

○主な注意点

①穿刺部位と穿刺角度：薬液の吸収速度や吸収経路により注射法は異なります。穿刺部位や穿刺角度は、それぞれの注射法に合わせた方法で行います（p.94、表3-7参照）。

②必要物品：使用する注射法に適した注射器と注射針を選びます。注射針の外径はゲージ（G）で表示されます。選択する注射針は患者の体型によっても異なります。

③正しい薬物の選択：いずれの方法でも正しい薬物の選択や有害反応への注意が必要です。

④実施中の全身管理：感染予防や、全身反応と局所反応への注意が必要です。持続的に輸液を行う場合は、滴下の速度の確認や、点滴ラインの接続状態などの確認を行います。中心静脈栄養法では、高カロリーかつ高浸透圧の薬液を用いるため、体内に入った薬液がただちに希釈されるように、深部静脈を選択します。このため、感染予防がより重要になります。

○安全に実施するために

環境を整えること、患者と看護師の姿勢を整えることは、注射を安全に実施するために大切です（表3-1）。これは、すべての看護実践に共通点します。

表3-1 環境と姿勢を整える

| 環境を整える | 作業環境を整備する<br>・患者と看護師の動作が安全に行える環境整備（安全な動線の確認など）<br>・感染予防の視点での環境整備（清潔・不潔の区分など）<br>・患者に適した手順の確認<br>・患者を見守ることができ、安全な遂行を考慮した物品の配置と立ち位置の確認 |
|---|---|
| 患者と看護師の姿勢を整える | 患者の全身および局所の<br>・安定した姿勢<br>・安全で安楽な姿勢<br>・安心できる姿勢 |
| | 看護師のボディメカニクスを活用した<br>・動きやすく安定した姿勢<br>・すぐに患者を支えられる姿勢 |

# 2 注射の準備

## ➕ 基本的な確認事項

○処方箋の確認

### ①正しい薬剤の選択

- 医師の指示である処方箋を確認し、正しい薬剤を選択します。
- もしも、処方箋の字が読みにくい場合は、あいまいな解釈をせずに、必ず処方した医師に確認します。「昨日と同じ薬だろう」という思い込みは危険です。
- ダブルチェックを行う場合は、相手が見てくれているだろうと互いにあいまいにせず、それぞれが責任をもって確認する意識をもつことが大切です。

### ②正確な準備

- 薬剤は、正しい患者に、正しい目的で、正しい薬剤で、正しい用量で、正しい用法で、正しい時間（6R）に行うことが基本です（図3-3）。
- まず、医師から注射の指示である処方箋を看護師が受けるときに6Rでの確認をします。処方箋で用法、単位や量を確認します。薬剤名は、一字違いで違う薬があります。誤って似たような名前で違う薬を準備してしまうことがないように注意します（図3-4）。
- 施行にあたっては、少なくとも3度の確認をします。1回目は処方箋に基づき薬剤を準備するとき、2回目は容器から取り出すとき、3回目は廃棄するか、薬剤

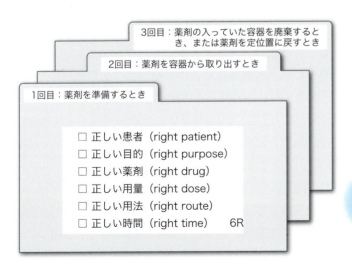

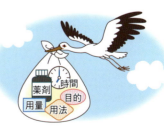

図3-3　6Rと3度の確認　　　　図3-4　患者の目的に合ったものを運ぶ

を定位置に戻すときに、常に「正しいかどうか」を確認します。
・薬液を注射器に準備したときや、輸液製剤を準備したときは、すぐに患者の氏名などを書いたラベルを貼ります。
・注射の実施時、注射の終了時、患者の反応を確認して記録するときも、6Rの確認をします。

○患者の確認
①本人の確認：多くの注射事故は患者の誤認から起こっています。特に病棟で同じような症状をもつ患者が複数いる場合、人を誤認してしまうことがあり、注意が必要です。「お名前をおしえてください」など、本人であることを確認します。このとき、名前を言っていただく理由も説明し、「名前も知らないのか」などの誤解を招かないようにします。
②患者の病状と変化：正確な与薬ができるように、患者の病状の変化を意識的に捉える力を養います。同じ薬で同じ量でも、患者の状態により薬の効果は変わることがあります。注射の実施前と実施後に患者の状態を確認するという、時間経過と患者の変化を意識的に観察することも忘れないようにします。

○薬の確認
①薬効と変化：わずかな環境変化や心理的な影響によって、薬の効果は異なることがあります。薬の効果は常に同じではないため、"いつもどおり"と思いこんでしまい、変化を見逃すことのないように、注意が必要です。
②薬物アレルギー：その薬に"アレルギーをもつ人がいる"ということを常に意識します。
③代謝と排泄：腎臓や肝臓に障害がある人や、高齢者、妊婦などの身体的状況は薬の代謝や排泄に影響していることがあり、注意が必要です。
④薬の管理：薬の名前には一般名と、各製薬会社でつけた商品名があります。薬の名前だけで判断せず、個々に添付文書で溶液量・薬効成分量・用法を確認します。同じ薬であっても静脈注射用の薬、筋肉注射用の薬など用法も異なることがあり、与薬経路に合った薬を使います。また、貯法（保管方法）を守らないと、薬剤の成分変性が起こります。
⑤添付文書の確認：薬に付された添付文書は、その薬の主作用や副作用、禁忌事項が明記されています。添付文書を確認すると、起こりやすいリスクがわかり、施行時に役立つのみではなく、患者や家族への説明に必要な知識も得られます。
⑥薬を取り出すとき：外形が似ていてまぎらわしい薬品があります。様々な薬が混在する雑然とした保管状態では、誤って別の薬品を取り出す危険があります。正

しい保管を心がけます。ただし、正しい保管をしていても誤った場所に薬品が入っている可能性も考えて、実施ごとに確認します。

⑦実施後の検討と事故防止：与薬に伴う事故は多く報告されています。与薬エラーの起こりやすい要因を知り、十分に注意して正確な薬剤を選択することは、安全な与薬の実施に必要不可欠です。自分はどんなミスを起こしやすいか、どのようなときにミスしがちであるかなど、自分を知る姿勢も大切です。

⑧微量だと思っても：微量でも、体への負担が大きい薬があります。処方以上の急速投与や過量投与、入れ忘れ、または誤って複数回の投与をするなどに注意が必要です。"いくら注意しても、注意し足りない"ことを念頭に置いて、わずかな量とは思わずに確認します。

○与薬の基礎知識

与薬に関する基礎知識を表3-2にまとめました。与薬に関する知識をあいまいにせず、整理しておきましょう。

○与薬時の信頼関係

患者は、それぞれの理由により、処方された薬を正確に服用しないことがあります。

たとえば患者が処方された薬の半量しか服用していなかったとします。そのことを知らない医師が、その患者には現在の量では効果がないと判断し薬物を増量し、

表3-2　与薬の基礎知識

| 法的規定 | |
|---|---|
| 与薬<br>（保健師助産師看護師法第37条第1項） | 与薬に関しては「保健師、助産師、看護師又は准看護師は、主治の医師又は歯科医師の指示があつた場合を除くほか、診療機械を使用し、医薬品を授与し、医薬品について指示をしその他医師又は歯科医師が行うのでなければ衛生上危害を生ずるおそれのある行為をしてはならない。ただし、臨時応急の手当をし、又は助産師がへその緒を切り、浣腸を施しその他助産師の業務に当然に付随する行為をする場合は、この限りでない」とされている |
| 医薬品<br>（医療機器等の品質、有効性及び安全性の確保等に関する法律第2条） | 医薬品とは「①日本薬局方に収められている物、②人又は動物の疾病の診断、治療又は予防に使用されることが目的とされている物であって、機械器具等並びにプログラム及びこれを記録した記録媒体でないもの、③人又は動物の身体の構造又は機能に影響を及ぼすことが目的とされている物であって、機械器具等でないもの」をいう |
| 処方箋<br>（医師法施行規則第21条、歯科医師法施行規則第20条） | 処方箋とは、医師・歯科医師が治療のために必要な医薬品について記載したもの。医師・歯科医師は「患者に交付する処方せんに、患者の氏名、年齢、薬名、分量、用法、用量、発行の年月日、使用期間及び病院若しくは診療所の名称及び所在地又は医師の住所を記載し、記名押印又は署名しなければならない」 |
| 職種による与薬の業務 | |
| 医師 | 患者の治療方針を決定し、処方を行う。さらに患者・家族への説明を行い、その同意を得る |
| 薬剤師 | 医師の処方に基づいた薬の調剤、患者への薬の説明を行う |

つづく

(表3-2つづき)

| | | |
|---|---|---|
| 看護師 | 医師の指示により、実施者としての責任をもち、以上の点に注意して、患者に与薬する<br>・看護師は、薬物知識をもち、患者の状態を十分に確認し、必要性の判断の下で、与薬を実施する<br>・看護師は、患者の苦痛を最小限にし、正確に与薬を行う<br>・看護師は連携し、与薬前後の患者の状態を継続的に観察し、必要時は医師に情報を提供するなど、適切に対応する<br>・看護師は、患者が十分な説明を受けて治療に臨めるように支援する<br>・看護師は、安全性や感染予防に留意する | |
| **薬物の吸収と反応** | | |
| 薬物の吸収と排泄（ADME） | 薬物動態は、**吸収**（absorption）→**分布**（distribution）→**代謝**（metabolism）→**排泄**（excretion）の経路をたどる（ADME）<br>薬物の排泄は、主に腎臓（腎排泄）、肝臓（胆汁排泄）からであるが、涙液、唾液、乳汁、呼気、汗、腸管からも排泄される | |
| 薬物感受性 | **薬物側の要因**：①量、用法、投与時間、②体内での吸収・分布・排泄の状況、③解毒作用などの代謝、④薬物の相互作用など<br>**生体側の要因**：患者の年齢・性別・体格・人種・体質・環境など<br>疾患、症状、合併症、既往歴、心理的な影響もある | |
| 薬物アレルギー | 薬物への抗体抗原反応により過敏反応（アレルギー）を起こすことがある。患者が過去に薬物アレルギーを起こした薬について、あらかじめ情報を得ていることで、再びアレルギー反応を起こす危険を回避する | |
| **薬物の血中動態** | | |
| 薬物の血中濃度 | 体内に入った薬物の血中動態は、時間とともに変化する。血中濃度が高い場合は身体への負担が大きくなり、低い場合は効果がなくなる。薬物を繰り返し投与することで、薬物の血中濃度を一定の範囲に保つことができる | |
| 半減期 | 体内に取り込まれた薬物の血中濃度が半分に低下するまでの時間をいう。半減期は、患者の肝機能や腎機能の影響を受ける | |
| 無効、有効量、中毒量、致死量 | **無効**<br>**有効量**：最小有効量から最小中毒量の間<br>**中毒量**：最小中毒量と最小致死量の間<br>**致死量**：最小致死量以上 | |
| **薬物の有害反応** | | |
| 主作用、副作用、有害反応 | 治療上目的とする作用を主作用といい、期待される目的以外の作用を副作用という。副作用のうち、生体にとって望ましくない作用を薬物による有害反応や薬害作用という。急に薬物を中断しなければならないときも、それに伴う有害反応に注意する | |
| 薬物相互作用 | 薬物は、協力作用（それぞれの薬物の作用が合わさる相加作用や、薬物の作用が和より大きくなる相乗作用）と拮抗作用（薬物どうしが効果を消し合う）がある。薬物間だけでなく、食品や嗜好品による相互作用もある | |
| 配合禁忌 | 単独使用では問題はなくても、配合により薬の効果が変わることがある。配合禁忌は、薬物の混合により、薬効の変化や有害反応により危険となるため、配合を禁じている薬どうしをいう<br>グレープフルーツジュースによるカルシウム拮抗薬への影響、納豆に多く含まれるビタミンKによる抗凝固作用への影響など、食物や嗜好品も薬理作用に影響がある | |
| **薬物の分類** | | |
| 薬物の分類 | 医療用医薬品 | 医師・歯科医師が医療行為を行ううえで、処方箋によって使用する |
| | 一般用医薬品 | 患者本人が自覚症状に基づいて自己の判断で使用する |
| 毒性の強さによる分類 | 普通薬 | 比較的安全性の高い薬 |
| | 毒薬 | 有害反応を起こしやすい薬。黒地に白枠、白字で、その品名および「毒」の文字が表示される |
| | 劇薬 | 作用が強力で、施錠管理をする薬。白地に赤枠、赤字で、その品名および「劇」の文字が表示される |
| 麻薬及び向精神薬取締法 | 麻薬 | 強い嗜癖を生じやすい薬で、施錠管理される |
| | 向精神薬 | 中枢神経に作用し、精神状態に影響する |
| 覚醒剤取締法 | 覚醒剤 | 中枢神経を刺激し心身を一時的に覚醒させる。麻薬よりも強い嗜癖がある |

患者がその処方どおりに服用を始めたらどうなるでしょうか。また、患者が増量になった薬の有害反応に気づかないまま服用を続けていたらどうなるでしょうか。

　看護師は、与薬においても、患者や家族の言葉に耳を傾け、患者や家族が話しやすい雰囲気をつくり、信頼関係を構築し、服薬状況などを把握する必要があります。患者と看護師の信頼関係は、安全な薬物療法のみならず、患者に安心感をもたらし、心理的要因による治療効果も期待できます。

○服薬アドヒランス

　「アドヒランス」とは、患者が自分の治療を理解し、主体的に療養生活を送ることをいいます。患者が主体となり、処方された薬への意識が高まることで、自分で薬の量を調整したり中断することが減ることが知られています。

○与薬エラーの発生要因

　与薬（注射）エラー発生要因の看護のヒヤリ・ハット事例の分析からは、表3-3のような要因が示されています。各業務プロセスでヒューマンエラーを起こす要因が存在する中で、個人レベル、組織レベルにとどまらず、組織を超えた対応を検討していくことが大切です。

表3-3　与薬エラーの発生要因

| ①情報伝達の混乱 | ・複数の情報伝達媒体が同時存在（指示簿、注射箋、転記物）<br>・不統一な指示記載<br>・不正確な伝達媒体（転記、口頭指示）<br>・変更・中止指示の伝達不備 |
|---|---|
| ②エラーを誘発する「モノ」のデザイン（類似性や不統一性） | ・**薬剤**：類似した外形・名称と不揃いの規格、単位<br>・**医材（医療材料）**：類似したライン、三方活栓<br>・**機器**：誤りやすい操作と新旧およびメーカーによる操作設計の不統一性 |
| ③エラーを生じさせる患者の類似性、同時性とバリエーション | ・**類似性**：同姓、類似した外形・病態・治療<br>・**同時性**：同時検査、同時手術、同時点滴更新など<br>・**バリエーション**：患者や病態の変化に応じた幾多の処方 |
| ④準備、実施業務の途中中断と不確かな業務連携 | ・突発的事項の発生<br>・看護業務以外での中断（電話など事務業務）<br>・業務連携の際の伝達不良 |
| ⑤不明確な作業区分と狭隘な作業空間 | ・狭隘あるいは非機能的な準備台や物品棚<br>・他業務と共用する準備台や準備室 |
| ⑥時間切迫 | 業務量、業務密度と労働力あるいは個人の処理能力のミスマッチ |
| ⑦薬剤知識の不足 | 看護師の業務拡大、多種の薬剤開発で知識が追いつかない |

（川村治子：看護のヒヤリ・ハット事例の分析；与薬（注射）エラー発生要因の分析を中心として，「医療のリスクマネジメントシステム構築に関する研究」研究報告書，平成11年度厚生科学研究費補助金，2000．より一部改変して引用。「⑧新卒者の臨床知識と技術が急性期医療に対応困難」と「⑨全体として」は省略した）

# 第3章

## 注射に用いる物品の準備

物品は、①注射針など無菌操作を行うもの、②実施前の注射器などを入れるトレイなど清潔操作を行うもの、③患者に穿刺した注射針など汚染物として扱うもの、に分けて考えます。

注射器材は、滅菌処理されたものを使用します。使用前には、その使用期限内であることを確認します。また、未開封であり、器材に破損のないことも確認します。

○注射器（シリンジ）
・注射器の部分には、それぞれ名称があります。目盛を読むガスケットの位置も決まっています（図3-5）。
・注射器の内筒は、白色以外に色が付いたものがあります。注射用とそのほかの用途のものを、その色によって区別して使うことができます。
・筒先が注射器の中央にあるもの（中口）、外円に接しているもの（横口）があります。注射針とネジ式でしっかりと接続できるものはロックタイプといいます（図3-6）。
・注射器には用途に応じて、様々なサイズのものが準備されています。また、注射針が接続できないように筒先を太くした注射器を「カテーテルチップ」と呼び、主に栄養チューブなどに接続し、静脈用と区別して使用します（図3-7）。
・注射器と注射針が接続され、薬液があらかじめ入っているものを「プレフィルドシリンジ」といいます。

○注射針
・注射針は、針基と針管（カニューラ）からなります（図3-8）。

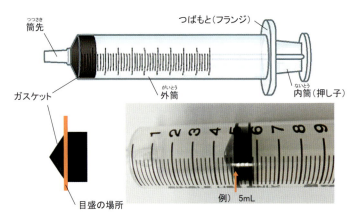

図3-5 注射器の名称と目盛を読む場所

# 注射・輸液

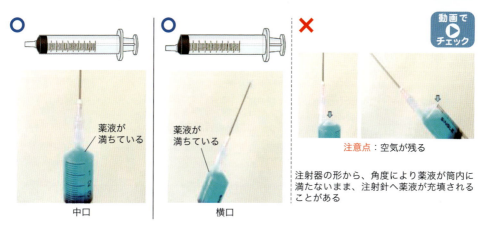

図3-6 注射器の筒先の違い

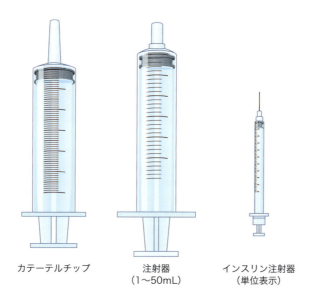

図3-7 注射器のサイズ

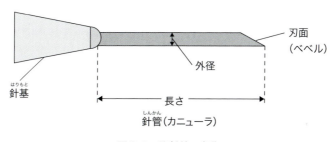

図3-8 注射針の名称

2 注射の準備

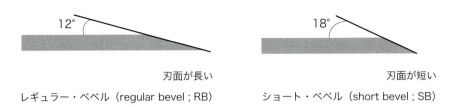

図3-9　注射針の刃面の角度

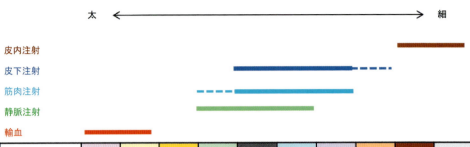

図3-10　注射針の外径と用途

- 注射針は、その刃面（ベベル）の角度により、鋭利で刃面が長いレギュラー・ベベル（regular bevel；RB）と、それより角度がゆるやかで刃面が短いショート・ベベル（short bevel；SB）に分けられます（図3-9）。
- 鋭利なRBの注射針では刺入時の痛みを少なくできる一方で、静脈などに用いるときは血管を突き破る可能性があるため、SBの注射針のほうがよい場合があります。
- 針の太さ（外径）は針基の色によって区別されており（カラーコード）、太さによって用途が異なります（図3-10）。
- 注射針は常に無菌操作を行い、注射針を介して感染源を体内に入れないための感染予防が必要です。
- 血液が付いた注射針による針刺し事故には十分な注意が必要です。特に、使用後にリキャップをしようとすると、誤って自分の指に注射針を刺す危険があります。使用した注射針は、すみやかに針専用の廃棄容器に廃棄します。
- 点滴静脈注射（末梢静脈栄養法）では、翼状針や留置針を用います。

注射・輸液

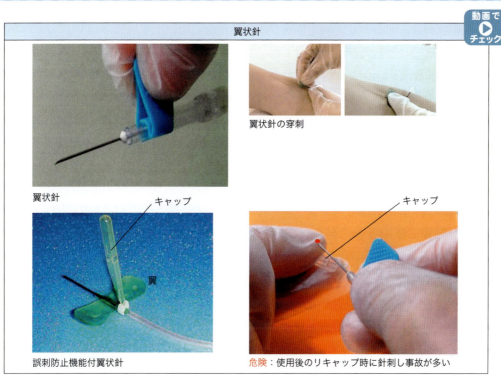

図3-11　翼状針の穿刺と誤刺防止機能付翼状針

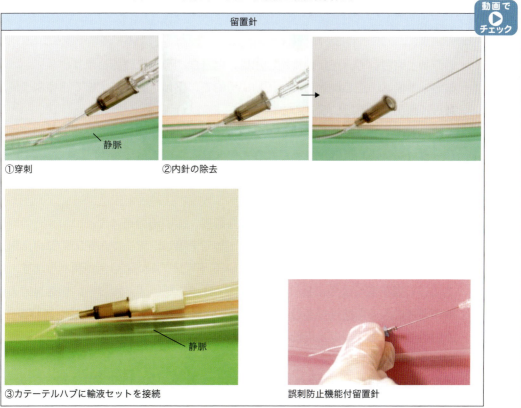

図3-12　留置針の穿刺のイメージと誤刺防止機能付留置針

2 注射の準備

- **翼状針**は、ある一定時間で輸液が終わるときに用います（図3-11）。
- **留置針**は、持続的な輸液の際に用います。留置針は穿刺のために使った内針を取り除くとカテーテルが静脈内に残ります（図3-12）。注射針よりもしなやかなため、静脈路確保の目的で使用することもあります。
- 留置針により静脈路が確保できていれば、緊急時ただちに薬剤を静脈内に注射することができます。

○輸液セット
- 輸液セットは、輸液バッグ（ボトル）と針までの間をつなげるものです。注射針と同様に感染予防に努め、感染源を患者の体内に入れないように注意します（p.100、「輸液の実施」参照）。
- 三方活栓や延長チューブを使う場合は、輸液セットを輸液バッグ（ボトル）とつなげる前に、輸液セットのコネクターに接続します。その後に、輸液バッグ（ボトル）にびん針を入れてつなぎ、輸液セットに輸液を満たします。
- 薬液量を正確に準備するためにも、薬液中に空気の混入がないことを確かめます。輸液ポンプ使用の場合は、空気が混入するとアラームが鳴ります。

## ➕ 薬剤の準備

- 処方箋と照合して、正しい薬剤、用量、用法かどうかを確認します。
- 薬液の準備は、正しい患者に、正しい目的で、正しい時間に実施できるように注意し、無菌操作で行います。
- 注射の薬剤には、大きく分けてアンプル、バイアルがあり、これらの薬剤を輸液バッグ（ボトル）に混注することがあります。

○アンプル
- アンプルの頸部（アンプルの細い部分を頭部、太い部分を体部といい、その間のくびれを頸部といいます）をアルコール綿で消毒し、アンプルをアルコール綿で保護しながら、アンプルの頭部にある●印（アンプルにより色が異なります）を上にして弧を描くように折ります（表3-4）。ただし「アルコール綿を当てると綿が薬液に入る可能性があり、アルコール綿は当てない」という意見もあります。
- 注射針は、このアンプルの断面から入れますが、薬液に入るまで、どこにも触れないように注意します。
- 薬液中に注射針の刃面全体がある状態で、薬液を注射器に吸い上げます（図3-13）。

# 注射・輸液

表3-4　アンプルの確認と準備

必ず添付文書、専門の書籍などから、その薬物について知識を得て、十分理解したうえで実施します

- 同じ薬剤名でも、量や単位が異なるかもしれません。用法が異なるものもあります
- 外形は似ていても、まるで違う薬剤かもしれません
- しっかりとラベルを確認し、薬剤名、単位、用法、使用期限を確かめます
- 開封前に、薬に混濁はないか、異物の混入はないかを見て確かめます
- 「どのように医師から説明を受けましたか?」など、患者に主治医からどのような説明がされ、患者はそれをどのように感じ、考えているかをたずねます。患者の受けとめかたを確認することで、患者が安心して治療を受ける一助ともなります

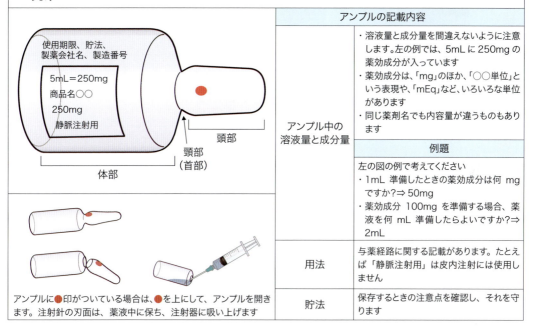

| | アンプルの記載内容 |
|---|---|
| アンプル中の溶液量と成分量 | ・溶液量と成分量を間違えないように注意します。左の例では、5mL に 250mg の薬効成分が入っています<br>・薬効成分は、「mg」のほか、「○○単位」という表現や、「mEq」など、いろいろな単位があります<br>・同じ薬剤名でも内容量が違うものもあります |
| | 例題 |
| | 左の図の例で考えてください<br>・1mL 準備したときの薬効成分は何 mg ですか? ⇒ 50mg<br>・薬効成分 100mg を準備する場合、薬液を何 mL 準備したらよいですか? ⇒ 2mL |
| 用法 | 与薬経路に関する記載があります。たとえば「静脈注射用」は皮内注射には使用しません |
| 貯法 | 保存するときの注意点を確認し、それを守ります |

- 通常は、注射器の目盛と注射針の刃面を同一側に合わせます。しかし、少量の薬液を吸い上げる場合などでは、注射針の刃面と注射器の目盛を逆にして、薬液を吸い上げることもあります。
- アンプルの素材はガラス製のほか、プラスチック製があります。

○バイアル
- バイアルは小さなガラスびんに薬液か薬剤の粉末を入れ、ゴム栓で密閉し、さらに蓋で覆っているものです。
- 図3-14にバイアルの準備の手順を示しました。
- 注射針をバイアルのゴム栓に刺す前には、ゴム栓をアルコール綿で消毒します。
- 消毒したバイアルのゴム栓に、注射針の針先をまっすぐにして刺します。針先をまっすぐに刺すことで、ゴム栓のゴム部が削れて薬液中に混入するコアリングを低減できます(輸液製剤のゴム栓への刺入の際も同じ注意が必要です)。

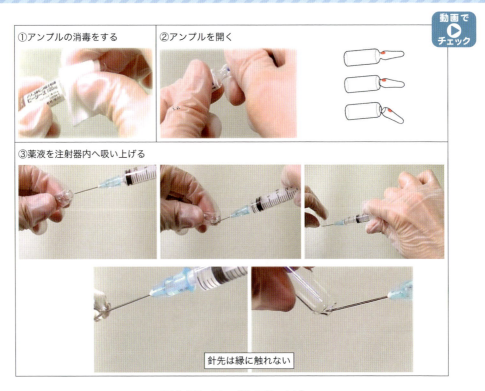

図3-13　アンプルの吸い上げ

○輸液製剤
- 輸液製剤の容器（本書では輸液バッグ、輸液ボトルと記載してきました）は、材質によりガラスボトル、プラスチックボトル、ソフトバッグに大別されます。現在は、ソフトバッグを使用することが多くなってきています。
- ソフトバッグやプラスチックボトルは、薬液を混入するときや、輸液セットのボトル針を接続するときに、針先でバッグやボトルを傷つけて破くことがないようにまっすぐ刺します（図3-15）。輸液だけではなく輸血時も同様の注意が必要です。
- 目盛の間隔は、閉鎖式（close）と開放式（open）とで異なります。
- 輸液製剤に空気針（エア針、通気針）を刺し、外気を入れることで薬液を排出する方法が開放式です。この場合の目盛りの幅は、ほぼ等間隔です。しかし、空気針から感染源が入る恐れがあり、最近では閉鎖式のソフトバッグが選択されるようになってきました。
- 閉鎖式のソフトバッグでは、輸液の量が減るとバッグ内の圧力も変わり、ソフトバッグの形状も変わります。そのため輸液の量が減ると目盛りの間隔も狭くなります。保存状況などでも容器が膨らみ、輸液の量が少なく見えることもあります。ソフトバッグの目盛りは、あくまでも目安として捉えます。
- 輸液中は、予定の時間どおりに輸液が滴下されているかを目視していくことが必

# 注射・輸液

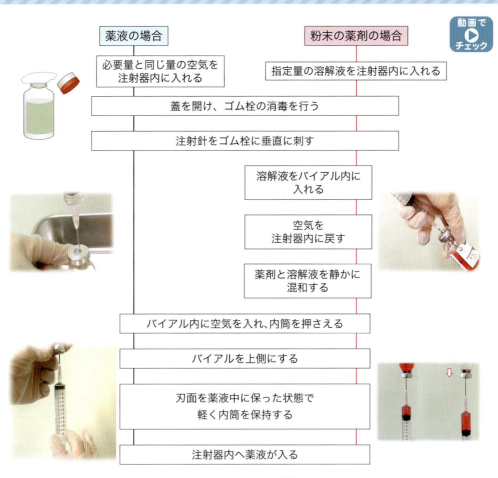

図 3-14　バイアルの準備

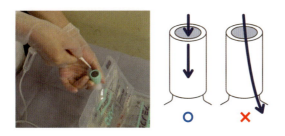

図 3-15　ボトル針（びん針）の刺しかた

要です。輸液製剤の容器に時間を書くなど、訪室した看護師が連携しながら適切に輸液が実施されるように、確認方法を共有することも大切です。

・ソフトバッグには、1層式のものと、2層式のものがあります。2層式のものは、使用前に2層の間にある隔壁を開き、内容物を混和して使用します。隔壁を開く方法は輸液製剤によって異なりますので、添付文書で確認する必要があります。

# 第3章

## 3 注射の実施

### ➕ 必要物品の確認

・注射薬の処方箋を確認します（表3-5）。
・注射の必要物品は、感染予防の視点から使用前と使用後を区別して正しく扱います（表3-6）。

### ➕ 消毒

〇消毒薬の選択

①注射や点滴静脈注射（末梢静脈栄養法；PPN）の場合：穿刺する部位を消毒用エタノールで消毒します。

②中心静脈栄養法（TPN）の場合：多くの場合は、ポピドンヨードで消毒します。ポピドンヨードは皮膚や粘膜に消毒の効果がありますが、ヨード過敏症のある人を想定して慎重に使用する必要があります。

表3-5 注射薬の処方箋の例

| 注射実施日 | 〇〇年〇月〇日 | 診療科名 | 〇〇 |
|---|---|---|---|
| カルテ番号 | 〇〇〇〇〇〇 | 処方医 | 〇〇 |
| 患者氏名 | 〇〇〇〇 | 病棟／部屋番号 | 〇〇病棟／〇〇 |
| 生年月日 | 〇〇年〇月〇日生 | 指示受け看護師 | 〇〇 |

| 方法 |
|---|
| 皮内注射（IC、ID）<br>皮下注射（SC）<br>筋肉注射（IM）<br>静脈注射（静注、IV）<br>点滴静脈注射（DIV＊） |

| 処方 | 実施日時・実施者サイン |
|---|---|
| ①ビーシー注＊（100 mg/1 mL）　1A<br>　　　15時<br>　　　IM<br>②生理食塩液 100 mL<br>　　　ビタメジン静注用＊　1V<br>　　　蒸留水（溶解用）　5 mL<br>　　　16時から1時間かけて<br>　　　DIV | |

＊DIV：drip infusion in（to）vein
＊ビーシー注：アスコルビン酸注射液
＊ビタメジン静注用：リン酸チアミンジスルフィド・$B_6$・$B_{12}$ 配合剤

# 注射・輸液

表3-6 注射の必要物品と実施後の対応

| 物品 | 前 | 実施後の対応（施設の指針にしたがう） | 後* |
|---|---|---|---|
| 注射薬の処方箋 | | ・記録物として保管（プライバシー情報として管理） | |
| 注射器（　　mL） | | ・注射針付き：鋭利なものとして廃棄 | 黄 |
| | | ・血液などが付着していない：非感染性廃棄物（プラスチック類）として廃棄 | |
| | | ・血液などに汚染されている：感染性廃棄物（固形物）として廃棄 | 橙 |
| 注射針（　　G） | | ・感染性廃棄物（鋭利なもの）として廃棄 | 黄 |
| 薬剤、アンプル製剤（ガラス製） | | ・包装紙：非感染性廃棄物（プラスチック類）として廃棄 | |
| トレイ | | ・洗浄→乾燥（→消毒・滅菌）を行う<br>・使用時アルコール綿で拭く | |
| ディスポーザブル手袋 | | ・血液などが付着していない：非感染性廃棄物（プラスチック類）として廃棄 | |
| | | ・血液などに汚染されている：感染性廃棄物（固形）として廃棄 | 橙 |
| 消毒用アルコール綿 | | ・血液などが付着していない：一般廃棄物として廃棄 | |
| | | ・血液などに汚染されている：感染性廃棄物（固形）として廃棄 | 橙 |
| 擦式手指消毒薬 | | ・消毒薬の容器はアルコール綿で拭き、清潔に保つ | |
| 膿盆 | | ・針刺し事故を起こさないため、分別する場合は膿盆にある廃棄物は鑷子を用いる<br>・洗浄→乾燥（→消毒・滅菌）を行う | |
| 針専用廃棄容器 | | ・注射針を廃棄する：感染性廃棄物（鋭利なもの） | 黄 |

無菌的に扱うもの（青）
清潔に取り扱うもの（水色）
汚染物を取り扱うもの（緑）

血液など液状のもの（赤）
血液などが付着した固形物（橙）
注射器など鋭利なもの（黄）

＊使用後、指定の場所に廃棄する

## ➕ 注射の実施前の確認

### ○注射の基本事項

「皮内注射」「皮下注射」「筋肉注射」「静脈注射」の主な注射法と、その注射部位をしっかり確認し実施します（表3-7）。

表 3-7 注射の分類

| 名称（英文：略称） | 皮内注射 (intracutaneous injection：IC) (intradermal injection：ID) | 皮下注射 (subcutaneous injection：SC) | 筋肉注射 (intramuscular injection：IM) | 静脈注射 (intravenous injection：IV) |
| --- | --- | --- | --- | --- |
| 目的と特徴 | ・表皮と真皮の間の皮内からの吸収<br>・皮内テスト（ツベルクリン反応、アレルゲンテストなど） | ・皮膚と筋層の間の皮下組織（結合組織と脂肪組織）からの吸収<br>・予防注射、ビタミン製剤、減感作療法、インスリン療法などの各種ホルモン製剤の注入 | ・筋肉層からの吸収<br>・皮下注射より痛みに対する反応は少ない<br>・油性製剤、懸濁製剤など刺激の強い物質の注入 | ・静脈への注入<br>・血中濃度は注射直後に上昇し、5～10分で全身に分布 |
| 吸収速度 | 遅い ←──────────────────────────────→ 速い ||||
| 吸収経路 | 皮内→ | 皮下→ | 筋肉→ | 静脈→ |
|  | それぞれ→心臓→動脈→全身を循環→目的部位での薬効→肝臓で代謝→腎臓から尿として排泄される ||||
| 注射針 | 26～27G | 22～24G || 21～23G |
| 刃面角度 | SB | RB || SB |
| 刺入角度 | ほぼ平行 | 10～30度 | 45～90度 | 15～20度 |
| 穿刺時の注意点 | 疼痛、末梢のしびれ感がないことを確認する ||||
|  | 逆血のないことを確認する。 ||| 逆血を確認する。 |
| 注射後の対応 | 血液をアルコール綿で軽くぬぐう程度。後で判定するため注射部位がわかるようにする | 薬液を注入後は、アルコール綿で押さえながら、軽く揉む。ただし薬剤によっては揉まないものもある || アルコール綿などで押さえ、止血する。揉まない |

## ➕ 注射部位

○皮内注射
・角質層が薄い場所を選択します（前腕内側の肘部より1/3が最もよく用いられます）。
・体毛が多い場所や発赤、発疹、瘢痕がある場所は避けます。

○皮下注射
・肩峰と肘頭を結んだ上腕後側正中線上の1/3部位（図3-16）、三角筋の上層皮下、大腿四頭筋の広筋の上層皮下、腹壁前面の皮下が主な注射部位です。
・脂肪が多い場所や浮腫がある場合は薬液が吸収しにくくなるため避けます。
・皮下組織が極端に乏しい場所も避けます。

# 注射・輸液

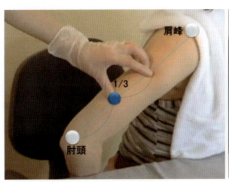
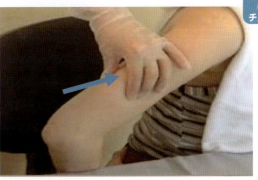

上層皮下に10〜30度の角度で刺入

図3-16　皮下注射（上腕伸側部）の部位

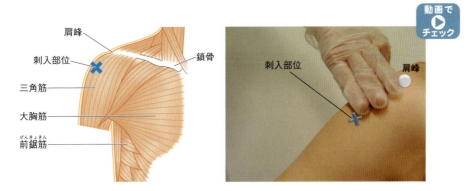

図3-17　筋肉注射（三角筋）の部位

○筋肉注射
- 三角筋、中殿筋が主な注射部位です（図3-17、図3-18）。
- 患者の体型に合った穿刺角度で実施します。
- 三角筋部への注射は、皮膚を伸展させた後につまみます。
- 中殿筋への注射は、皮膚を伸展させます。体型によっては皮膚を伸展し、つまむこともあります。
- 中殿筋への注射部位のうち四分三分法の筋肉注射時は腹臥位で、つま先を内側に向けて殿筋の緊張を緩めます。
- 中殿筋への注射部位のうちクラークの点とホッホシュテッターの部位は、側臥位または腹臥位で実施します。

○静脈注射
- 正中皮静脈、橈側皮静脈、尺側皮静脈や、下肢の足背静脈弓が主な注射部位です。

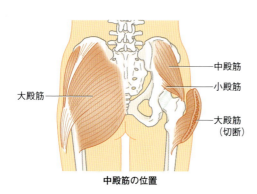
中殿筋の位置

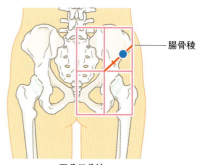
四分三分法
片側殿部を四等分した中心点から外側上方の腸骨稜まで引いた線の前1/3

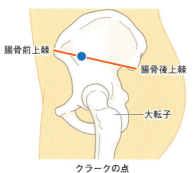
クラークの点
腸骨前上棘と腸骨後上棘を結んだ線の前1/3

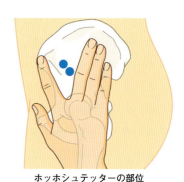
ホッホシュテッターの部位
①大転子に手掌、腸骨前上棘に示指を当てる
②中指をV字に開く
③示指、中指、腸骨稜で囲んだ三角の中央か中指の第2関節関節寄り

図 3-18　筋肉注射（中殿筋）の部位

- 点滴静脈注射の場合は時間がかかるため、肘などの関節は避け、患者の日常生活行動ができるだけ制限されないような部位を選択します。
- 検査やトイレなどで移動するとき、点滴架台も同時に移動するため、転倒の原因とならないような配慮も必要です。たとえば点滴架台のネジは正しく固定されているか、車輪はスムーズに動くか確認をします。輸液ラインなどにも注意します。

## 注射の手順

注射の準備の手順を表 3-8 に、筋肉注射の実施の手順を表 3-9 に示しました。他の部位への注射も基本的には同じ手順で行います。

## 表 3-8 注射の準備の手順

| 項目 | | 手順 |
|---|---|---|
| 必要性の判断 | 1 | 注射薬処方箋の確認をする<br>・患者氏名と処方箋の内容<br>・薬物の作用・副作用<br>・患者への有用性 |
| | 2 | 患者の状態の確認をする<br>・患者の状態<br>・薬物アレルギーの有無 |
| | 3 | 「今」与薬する必要性の判断をする<br>→必要と判断ができない場合は、患者の状況と理由を医師に伝え、新たな指示を確認する |
| 患者参画 | 4 | 「患者の氏名」を患者に確認する |
| | 5 | 患者にわかりやすく説明し、同意を得る<br>・医師からの説明の確認<br>・実施時刻と方法、患者の準備事項 |
| | 6 | 手洗いを行う |
| 薬剤の確認（6R）1回目 | 7 | 注射薬処方箋を確認し、薬剤を準備する |
| 物品の準備 | 8 | 注射方法に適した器材を準備する |
| | 9 | 薬剤、注射器、注射針を確認する（例：筋肉注射の場合、注射器 2.5 mL、注射針 23G、RB）<br>・異常や破損がないか<br>・使用期限内か |
| | 10 | 処置台が清潔であることを確認する。作業環境の整備（処置台を消毒用アルコール綿で拭く） |
| | 11 | 物品を適切に配置する。清潔・不潔領域の区分 |
| | 12 | 消毒用アルコール綿を準備する<br>・患者の消毒に使用するため（患者にアルコールのアレルギーがないことも確認する）<br>・トレイを拭くため<br>・アンプルの消毒のため<br>（・注射針のキャップをトレイに置くため） |
| | 13 | 洗浄してあるトレイを準備し、トレイの中心から外側に向かって、消毒用アルコール綿で拭く（看護師はディスポーザブル手袋を使用） |
| 実施者の姿勢 | 14 | 作業する動きに合わせた姿勢をとる |
| 無菌操作による準備 | 15 | 注射器の袋を開け、注射器の筒先がどこにも触れないように注射器を取り出す |
| | 16 | 注射器の内筒を引き、破損がないことを確認後、内筒を注射器内の先端まで入れる |
| | 17 | 注射針の袋を開く |
| | 18 | 針基と注射器の筒先を無菌的に接続する |
| | 19 | 注射器の目盛と注射針の刃面を合わせる |
| | 20 | 注射針を接続した注射器をトレイに置く |
| 薬剤の確認（6R）2回目 | 21 | 注射薬処方箋と薬剤の確認をする |
| アンプル | 22 | 薬剤をアンプルの体部（アンプルの下部）に集める |
| | 23 | アンプルの頭部（首部）を消毒用アルコール綿で消毒する（アンプルを開けるとき消毒用アルコール綿は頭部に当てておく。ただし、頭部に当てないほうがよいという意見もある）。実施時に使用する消毒用アルコール綿も準備しておく |
| | 24 | アンプルを開けるために●印へ利き手の親指を当てる。非利き手は、アンプルの体部を持つ。利き手を動かし、アンプルの頭部を折る |
| | 25 | アンプルの頭部は膿盆に置く（薬剤が麻薬の場合はアンプルの頭部も廃棄しない） |
| | 26 | アンプルの体部は、トレイに置く |

つづく

(表3-8つづき)

| 薬液を注射器へ | 27 | 注射針のキャップを外す（再びキャップをすることを念頭に置いておく。キャップを外した注射針は無菌状態を保つ） |
|---|---|---|
| | 28 | キャップの縁が不用意に触れないようにし、トレイにキャップを置く |
| | 29 | 注射器を利き手で持つ |
| | 30 | 薬剤を非利き手で持つ |
| | 31 | ラベルを上側にし、薬剤名を確認する |
| | 32 | アンプルのカット面に触れないように注射針をアンプル内へ入れる |
| | 33 | 刃面が薬液内にあることを確認する |
| | 34 | 注射器とアンプルの角度を薬液の残量に合わせて変え、薬液を注射器内に吸い上げる |
| | 35 | 空になったアンプルはトレイに置く（廃棄する前に薬剤を確認する） |
| 指示量の薬液 | 36 | 個別包装の消毒用アルコール綿を取り出し、注射針に触れないように針基より下の注射器側に添える（消毒用アルコール綿は針基に添えない施設もある） |
| | 37 | 針内部の薬液を注射器側に移すために、注射針を上に向け、軽く内筒を引く |
| | 38 | 注射器内の空気を上方に集める |
| | 39 | ゆっくりと内筒を進めて空気を抜く |
| | 40 | 膿盆の上方で、指示の薬液量に合わせる |
| 注射前のキャップ | 41 | 注射針はキャップの縁など、どこにも触れることがないように注意し、キャップをする（注射針を無菌的に保つ） |
| | 42 | 準備した注射器はトレイ内に置く |
| 薬剤の確認（6R）3回目 | 43 | 空アンプルを手に取り、ラベルを読み上げ、注射薬処方箋と照合する |
| | 44 | 処方箋とラベルシールを照合し、注射器に貼る |
| | 45 | 6Rの確認後、アンプルを廃棄する（穿刺後までトレイに入れ、穿刺後に廃棄） |
| | 46 | 患者に適した消毒方法の確認をする |

※準備は中断しない。中断した場合は、誤った薬剤を準備した可能性もあるため、原則として最初から準備を行う（p.90、図3-13参照）

表3-9　注射の実施の手順

| 項目 | | 手順 |
|---|---|---|
| 物品の準備<br>患者の状態の確認<br>必要性の判断 | 1 | トレイ（1患者、1処置、1トレイ）、消毒用アルコール綿、膿盆、ディスポーザブル手袋、針専用廃棄容器、準備した薬液入りの注射器、注射薬処方箋を準備する（患者の状態を把握し、注射の必要性をアセスメントし、有害反応とその対策を確認しておく） |
| 手洗い | 2 | 注射実施前の手洗いを行う |
| 患者確認 | 3 | 患者に名前（および生年月日）を名のっていただくように伝え、注射薬処方箋と同一であることを確認する（名札と患者の名前を確認する。バーコード認証を行う） |
| | 4 | 患者に医師からの説明を受けたことを確認する |
| | 5 | これから実施する注射の必要性や方法についてわかりやすく説明し、患者の同意を得る |
| 入院患者の場合の作業環境の整備 | 6 | カーテンをする |
| | 7 | 安全に実施するためにベッド周囲を整える |
| | 8 | 実施しやすいように物品を配置する |
| | 9 | 注射薬処方箋で注射方法を確認する |
| 実施者の姿勢 | 10 | 実施者として動きやすく安定した姿勢をとる |
| 患者の姿勢 | 11 | 注射部位を露出する（バスタオルなどで羞恥心、プライバシーへの配慮をする） |
| | 12 | 注射部位を確認する（注射部位の筋肉の位置や厚さ、神経の走行を確認する。穿刺角度を確認する） |
| | 13 | 患者が安定した姿勢であり、穿刺部位が安定していることを確認する |

つづく

(表 3-9 つづき)

| | | |
|---|---|---|
| 穿刺部の確認 | 14 | 患者の注射部位を確認する |
| | 15 | 注射器内に空気混入がしていないことを確認する |
| | 16 | ディスポーザブル手袋をする |
| 消毒 | 17 | 再度、適切な注射部位を確認する |
| | 18 | 患者の体格に合った刺入角度を決める |
| | 19 | 消毒用アルコール綿など患者に合った消毒薬であることを確認する |
| | 20 | 個別包装の消毒用アルコール綿などを取り出し、穿刺部から円を描くように消毒をする |
| 穿刺 | 21 | 筋肉注射の場合、注射部位の周りの皮膚を引っ張るように緊張させ、筋肉を保持する。注射器はペンを持つように把持する |
| | 22 | 筋肉注射の場合、消毒用アルコール綿によるアルコールが乾き消毒効果が高い時点で、その消毒した中心部に適切な刺入角度で注射針を刺す(筋肉注射の刺入角度である45〜90°で体格に合わせる) |
| 神経損傷の予防(目的の場所への穿刺) | 23 | 神経の走行に沿ったしびれ感や疼痛がないことを確認する。神経刺激症状があったら、すぐに針を抜き、症状の観察、医師への報告をする |
| | 24 | 筋肉注射の場合、つまみあげた手を外し、注射器を固定する |
| | 25 | 注射器を保持し、もう一方の手で内筒を軽く引き、血液の逆流がないことを確認する(静脈注射では、血液の逆流を確認することで、静脈に入ったことがわかる) |
| 薬液の注入 | 26 | 内筒を静かに押し、薬液を注入する |
| 抜針 | 27 | 穿刺角度を変えないように針を抜く |
| | 28 | 抜針直後に、消毒用アルコール綿を穿刺部に当てる |
| | 29 | 必要に応じて注射部位を揉む(通常、注射部位をマッサージすることにより、局所からの薬液の吸収を促すが、徐々に吸収する目的の場合は行わない) |
| リキャップの禁止 | 30 | 注射針はリキャップせず、針専用廃棄容器に捨てる |
| 使用後の物品の扱い | 31 | 患者に使用した消毒用アルコール綿、ディスポーザブル手袋を膿盆に廃棄する |
| 擦式手指衛生 | 32 | 擦式手指衛生を行う |
| ベッドサイドの環境整備 | 33 | 患者に終了したことを伝え、労う |
| | 34 | 寝衣や掛け物、体位を整える |
| | 35 | 患者が点滴を受けている場合の滴下状態、掛け物の確認、ナースコールが手元にあるか、必要なベッド柵が上がっているかなど、患者の状況とベッド周囲の確認を行う |
| | 36 | 患者にあいさつをし退室する |
| 後かたづけ | 37 | 分別廃棄する場所に移動する |
| | 38 | ディスポーザブル手袋をして膿盆の中身をかたづける(膿盆の中に入っているものを直接手で触れないように、鑷子などを用いて廃棄する) |
| | 39 | トレイなどを所定の場所に置き、洗浄(の依頼を)する |
| (次の準備) | 40 | (洗浄や滅菌の準備など、次の使用に備える) |
| 手洗い | 41 | 流水で手を洗う |
| 観察 | 42 | 病室に戻り、患者の状態を観察し、体調変化の早期発見に努める |
| 実施後の観察・記録 | 43 | 施行時刻、薬剤名、量、方法、患者の状態、施行者名を記録する |
| | 44 | 何らかの理由によって実施できなかった際は、その理由を医師に伝え、新たな指示を確認し、実施、記録する |

※入院患者を想定している。準備から実施・記録まで一連の看護行為として、責任をもって行う

# 第3章

## 4 輸液の実施

### 必要物品

輸液の必要物品は、使用前と使用後、感染予防の視点から正しく扱います（表3-10）。

表3-10 輸液（点滴静脈注射）の必要物品

| 物品 | 前 | 実施後の対応（施設の指針にしたがう） | 後* |
|---|---|---|---|
| 注射薬処方箋 | | ・記録物として保管（プライバシー情報として管理） | |
| 注射器（　　mL）輸液セット | | ・注射針付き：鋭利なものとして廃棄 | 黄 |
| | | ・血液などが付着していない：非感染性廃棄物（プラスチック類）として廃棄 | |
| | | ・血液などに汚染されている：感染性廃棄物（固形物）として廃棄 | 橙 |
| 注射針（　　G）翼状針（　　G） | | ・感染性廃棄物（鋭利なもの）として廃棄 | 黄 |
| 薬剤（バイアル） | | ・血液などが付着していない瓶：非感染性廃棄物（医療・研究用ガラス類）として廃棄 | |
| | | ・汚染されていれば感染性廃棄物（固形物）として廃棄 | 橙 |
| 溶解用蒸留水 輸液製剤 | | ・血液などが付着していない：非感染性廃棄物（プラスチック類）として廃棄 | |
| | | ・血液などに汚染されている：感染性廃棄物（固形物）として廃棄 | 橙 |
| トレイ | | ・洗浄→乾燥（→消毒・滅菌）を行う<br>・使用時、消毒用アルコール綿で拭く | |
| ディスポーザブル手袋 | | ・血液などが付着していない：非感染性廃棄物（プラスチック類）として廃棄 | |
| | | ・血液などに汚染されている：感染性廃棄物（固形）として廃棄 | 橙 |
| 消毒用アルコール綿 | | ・血液などが付着していない：一般廃棄物として廃棄 | |
| | | ・血液などに汚染されている：感染性廃棄物（固形）として廃棄 | 橙 |
| 擦式手指消毒薬 | | ・消毒薬の容器は消毒用アルコール綿で拭き、清潔に保つ | |
| 点滴架台 駆血帯 | | ・消毒用アルコール綿で拭く | |
| 肘枕 | | ・消毒用アルコール綿で拭く。ディスポーザブル肘枕カバーは患者ごとに用意する | |

つづく

（表 3-10 つづき）

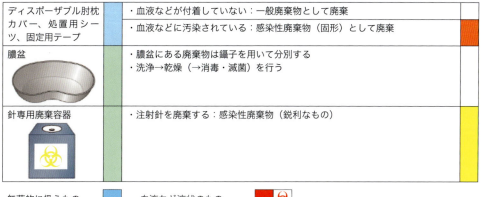

| ディスポーザブル肘枕カバー、処置用シーツ、固定用テープ | ・血液などが付着していない：一般廃棄物として廃棄 |
| | ・血液などに汚染されている：感染性廃棄物（固形）として廃棄 |
| 膿盆 | ・膿盆にある廃棄物は鑷子を用いて分別する<br>・洗浄→乾燥（→消毒・滅菌）を行う |
| 針専用廃棄容器 | ・注射針を廃棄する：感染性廃棄物（鋭利なもの） |

| 無菌的に扱うもの | 血液など液状のもの |
| 清潔に取り扱うもの | 血液などが付着した固形物 |
| 汚染物を取り扱うもの | 注射器など鋭利なもの |

＊使用後、指定の場所に廃棄する

##  輸液の種類

　輸液には、点滴静脈注射〔drip infusion in（to）vein；DIV〕と中心静脈栄養法（total parenteral nutrition；TPN）があります（表 3-11）。

○点滴静脈注射（DIV）

・点滴静脈注射（DIV）は、末梢静脈栄養法（peripheral parenteral nutrition；PPN）とも呼ばれます。
・静脈内への穿刺方法は、注射器による採血法の手技と基本的には同じです。穿刺後に針基へ血液の逆流があることを確認してから、駆血帯を外して静脈に薬液を注入します。

表 3-11　輸液の種類

| 種類 | 点滴静脈注射（末梢静脈栄養法、DIV、PPN） | 中心静脈栄養法（TPN） |
|---|---|---|
| 目的 | 経静脈的に水分や電解質、栄養素、薬剤を注入する。緊急時には血管確保となる | 深部静脈から高カロリー輸液剤を注入する |
| 主な注射部位 | 前腕、手背の皮静脈など | 鎖骨下静脈、内頸静脈、大腿静脈（高カロリー、高浸透圧の薬液であるため、体内に入った薬液が、ただちに希釈されるような深部静脈が選択される） |
| 穿刺 | 医師の指示により看護師が実施<br>・一時的：翼状針を用いる<br>・持続的：留置針を用いる | 医師が実施 |

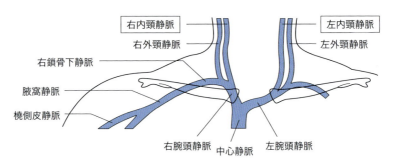

図3-19　頸部血管の模式図

○中心静脈栄養法（TPN）
・中心静脈栄養法の穿刺は、医師が行います。
・高カロリー輸液製剤の輸液を深部静脈で行うため、正しく挿入されているかの確認が必要です。カテーテルを挿入した後に、生理食塩液の輸液を行い、X線写真によってカテーテル先端が正しい場所に入ったことを確認します。その後、高カロリー輸液製剤の輸液が開始されます。
・穿刺時は、無菌操作が徹底されます。
・挿入中に患者がトイレに行きたくなってしまうことがないように、挿入前に排泄の確認をしておきます。
・内頸静脈への穿刺は、患者の顔が布で覆われた状態になります。また、カテーテルの挿入には時間がかかることもあります。挿入部が動かないように患者の協力が必要です。
・患者がつらい姿勢にならないように、穿刺前にあて枕などによる体位の工夫をします。
・穿刺にあたっては、患者が安心できるような看護師による声かけも大切です。
・輸液開始後も看護師は継続的に安全管理を行います。
・頸部の血管の模式図（図3-19）をみると、中心静脈カテーテルの挿入部位である右内頸静脈は、左内頸静脈に比べ、中心静脈まで直線的で短いのがわかります。
・大腿静脈から挿入している場合は、排泄器官と近いため、より感染予防に努める必要があります。挿入部の特徴を理解してケアにあたります。

## ✚ 水分出納（イン・アウトバランス）

　輸液を実施するにあたっては水分出納（すいとう）を確認することが大切です。代謝水のほか、点滴や食事、飲水などによって体に入ったものと、不感蒸泄、尿や便、大量出血など体外に出たものとのバランスを考えながらみていきます（図3-20）。

# 注射・輸液

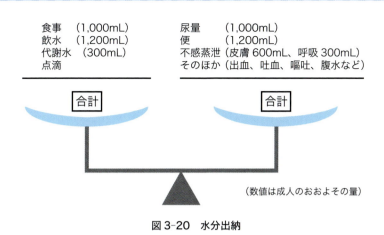

図3-20　水分出納

## 滴下数の手動による調節

滴下数の調節は、手動による調節と、輸液ポンプやシリンジポンプによる調節方法があります。

$$1分あたりの滴下数 = \frac{総輸液量 \times 1mLあたりの滴下数}{指定時間（分）}$$

輸液セットは主に一般用（成人用）と微量用（小児用）があります。
・一般用（成人用）輸液セットは、1mLあたりおよそ20滴で計算
・微量用（小児用）輸液セットは、1mLあたりおよそ60滴で計算
クレンメの位置で滴下数を調整します。

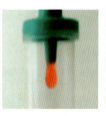

図3-21　点滴筒

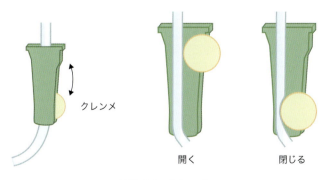

図3-22　クレンメ

# 第3章

## 4 輸液の実施

[三方活栓]
三方活栓のコック(バー)は「OFF」の方向で止まる

[輸液セット]

輸液バッグ
輸液ボトル

びん針

針や三方活栓の接続

コネクター

点滴筒

導管チューブ

クレンメ

[点滴筒]
点滴筒には、1/3〜1/2程度、輸液を満たします

矢印の方向へ進む

p.110の図3-24に、さらに説明があります

[輸液セットの種類]
・成人用
・小児用
・輸液ポンプ用
・輸血用

[輸液バッグおよび輸液ボトルとの接続]

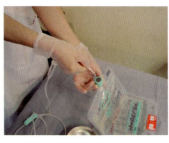
輸液バッグ

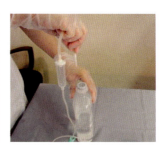
輸液ボトル

図3-23　輸液セット

# 注射・輸液

## 🏥 輸液ポンプとシリンジポンプ

○輸液ポンプとシリンジポンプの準備

　より正確な滴下数の調節が必要なときには、輸液ポンプやシリンジポンプを用います。

　シリンジポンプは高濃度の薬液などで微量の調整が必要な場合に用いられます。その名のとおりシリンジ（注射器）を使用するため、大量の輸液には適しません。

　輸液ポンプとシリンジポンプの準備には共通する項目（表3-12）と、輸液ポンプに特有のもの（表3-13）、シリンジポンプに特有のもの（表3-14）があります。

表3-12　輸液ポンプ・シリンジポンプの準備（共通点）

| 機器にあった物品の準備 | | ・機器は使用する輸液セットやシリンジの大きさなどを考慮して設計されており、機器に合った輸液セットやシリンジを使用する |
|---|---|---|
| 機器の点検 | | ・適切に保管されているか、清潔か、適切に動作するかどうかを点検する |
| 設置場所 | 高さ | ・物や液体は、高低差によって自然に落下する性質がある。高すぎる場合は滴下速度が速くなり患者の身体に負担を与え、低すぎる場合は滴下しない<br>・点滴架台の支持柱の半分より上に機器を取り付けると、重心が高くなり、機器の重さで点滴架台が倒れやすくなる。支持柱の中央付近に取り付ける |
| | 場所 | ・患者の動きをできるだけ制限しない場所に置く |
| 点滴架台 | 固定用ねじ | ・点滴架台に機器を設置した際に固定用ねじがゆるむと、設置された機器が落ち、患者に危険を及ぼす。しっかりと固定用ねじをしめる<br>・定期的に固定用ねじと点滴架台のねじを確認する<br>固定用ねじの確認 |
| | 機器の固定場所 | ・移動時に安定するように点滴架台の脚と同じ方向に機器を固定する<br>機器／点滴架台の脚の上　危険な固定場所 |
| | キャスター | ・機器の重さを考慮し、患者が点滴架台を持って移動することも考え、スムーズに動くかどうかを確認する |
| 電源 | | ・誤動作を防止するため、電源を入れるとき、切るときにスイッチを押し続ける必要のあるものもある。そのため、その機器の方法を確認する<br>・機器使用のため電源が必要となる。充電して使う場合は、どのくらいの時間が充電に必要で、どのくらい利用できるかを確認する<br>・感電防止のためのアースがついている場合は、アース線も取り付ける |

つづく

(表3-12 つづき）

| 機器の確認 | アラーム | ・アラームが正しく鳴るかどうかを確認する |
|---|---|---|
| | センサー | ・センサー部が汚れていないか確認する。センサー部が汚れていると正しく感知しない |
| | 実施量の確認 | ・総量、予定量、時間量を正しく入力する<br>・前回使用したときの設定が機器に残っている場合もあるので注意する<br>・実施量と機器の目盛が同じでない可能性もある。必ず薬液が時間通りに減っているかどうかを確認する<br>・機械に任せてしまうのではなく、必ず滴下量を目視する。たとえば訪室した看護師が互いに確認できるように、点滴ボトルなどへ時間を記載しておく<br><br>時間の記載の例<br><br>・血管外への点滴漏れがあっても機械の押し入れる力によって輸液は続けられる。点滴漏れがある可能性を考え、患者の点滴刺入部の観察は定期的に行う。さらに患者の状態により適宜確認する<br>・ルートの曲がりや、関節の屈曲により点滴速度に差が出ることがある。ベッド上での姿勢と滴下状態を確認する。また、患者がトイレなどからベッドに戻ったときにも点滴の速度に注意する |
| 滴下を妨げる要因 | | ・輸液の回路内に気泡が入っていると、アラームが鳴る。輸液セットを準備するとき、空気の混入がないように準備する<br>・複数の輸液をしている場合など、輸液が患者側に入らず、別の輸液の回路に流れ、患者側からの逆血、さらに凝血してルートが閉鎖してしまうことがある。輸液の滴下状態と患者の姿勢を適宜確認する<br><br>複数の輸液をしている場合 |
| 転倒のリスク | | ・患者の移動時などでは、点滴だけでなく、機器の重さが加わり転倒の要因となる。患者の安全に十分に配慮する |

# 注射・輸液

表3-13 輸液ポンプの準備

| 準備 | ・輸液ポンプには、使用する輸液ポンプ専用の輸液セットを準備する<br>・機器によって使用方法に違いがあるため輸液ポンプの説明書を確認する<br>・輸液ポンプと刺入部位の高さを確認する |
|---|---|
| 輸液ラインのセット | ・輸液セットは指定の時間の範囲で、定期的に交換する<br>・1 mLの滴下数やコンセントの接続など、輸液ポンプの裏側（背面）にある情報も確認する<br>・輸液セットは、輸液ポンプ上部では輸液ラインが少したるむ長さとする。ピンと張った輸液ラインでは、輸液の交換時などにもれた薬液が輸液ラインを伝わり機器に流れ込み、故障の原因となる<br>・輸液ラインのセットにあたっては、クレンメを閉じておく<br>・クレンメは輸液ポンプと患者の間に位置させる。輸液ポンプの上にクレンメがあると、輸液ポンプのアラーム（閉塞警報）が正常に動作しないことがある<br>・通常は次のような手順で輸液ラインを輸液ポンプ内にセットする<br>　①輸液ポンプのドアを開け、中のチューブクランプを解除する<br>　②輸液ポンプ内に、輸液ラインを下から決められた順（チューブクランプ側から気泡検出部の方向へ）に、たるまないように、そして伸び過ぎていないように、セットする<br>　③気泡検出部のチューブガイドに輸液ラインを軽く押し込む<br>　④輸液ラインが正確にセットされたことを確認して、輸液ポンプのドアを閉める<br>・輸液ラインは軽く、まっすぐに輸液ポンプの中に引き入れる<br>・チューブガイドなどの圧により、輸液ラインの内径が変化する。その防止のため輸液ラインを入れる位置は定期的に変える。チューブの内径が変わると輸液速度が正確でなくなる |
| 予定量と流量をセット | ・予定量（輸液の総量）と流量（1時間あたりの輸液量）を逆にセットしないように注意する<br><br>予定量 500 mL、流量 25 mL/時の例 |
| クレンメを開き、スタートボタンを押す | ・クレンメを閉じた状態で輸液ラインのセットをしているので、クレンメを開き、スタートボタンを押す<br>・アラームが鳴ってドアを開ける際には、**その前にクレンメを閉じる**（クレンメが全開のまま輸液ポンプのドアを開けると、輸液が急速に患者の体内に入ってしまう恐れがある）<br>・異常を確認し、再びスタートするときには、**クレンメを開く**のを忘れない（クレンメを閉じたままで輸液が止まっていることがある） |

4 輸液の実施

表 3-14 シリンジポンプの準備

| 準備 | ・シリンジポンプに合ったシリンジを準備する（または、使用するシリンジのメーカーをシリンジポンプにあるボタンで指定する）<br>・シリンジポンプの高さと、患者への刺入部の高さを合わせる（シリンジポンプは、微量の薬液を継続的に入れる目的で用いられる。機器が作動しなくても高低差により薬液が注入されてしまうと、患者の身体に負担がかかる） |
|---|---|
| シリンジをセットする | ・チューブの先端まで薬液を満たしたシリンジを準備する<br>・シリンジを固定するクランプを引き上げ、外筒の押し子を所定のスリットに入れる<br>・クラッチを押し、スライダーを移動し、内筒の押し子をクラッチで保持する<br>・押し子がクラッチから外れているとサイフォンの原理により、急速に薬液が患者の体内に入ってしまう危険がある。管内が同じ液体で満たされると低いほうへ液体は移動する<br><br>クラッチ　スライダー　押し子<br><br>内筒の押し子をクラッチで保持 |
| 積算量と流量をセットする | ・積算量（輸液の総量）と流量（1時間あたりの輸液量）をセットする<br>・単位は小数点1桁。8.0 mL/時と0.8 mL/時では、流量が大きく違うので注意する。必ずシリンジポンプの正面に立って数値を確認する<br>・シリンジに時間を書いたテープを貼るなど、目視で正確に注入されていることを確認する工夫をする<br><br>流量 0.5 mL/時でのセットの例 |
| スタートボタンを押す | ・セットした後に、プライミング（早送りボタンを押して、チューブ内の空気抜きをする）を行う<br>・プライミングの後に、スタートボタンを押す |

サイフォンの原理

# 注射・輸液

表3-15 輸液中の注意点

| 項目 | | 注意点 |
|---|---|---|
| 全身状態の観察 | 異常の早期発見 | ・薬剤の知識をもち、有害反応や相互作用による異常の早期発見に努める |
| | 感染予防 | ・輸液は直接静脈へ入るため、感染源が体内に入ることがないように、無菌操作を確実に行う |
| | 全身状態の観察 | ・水分出納やバイタルサインの測定値と合わせて、全身状態を観察する |
| | 滴下速度の観察 | ・速すぎると、血液循環量が増し、心臓に負担がある<br>・遅すぎると、輸液が流れていない状態になり、挿入部の血液凝固が起こる。凝固した血液があるにもかかわらず、無理に押し込めると血栓の危険が生じる |
| | 患者の姿勢の観察 | ・患者の姿勢により速度が変わる。刺入部のみではなく体全体の姿勢を確認し、速度調節を行う |
| 輸液の確認 | 輸液の位置の確認 | ・輸液と刺入部の高低差により、輸液速度が変わる。輸液の位置が高すぎれば速度が速くなり、低すぎれば滴下しない |
| | 輸液ラインの確認 | ・輸液は、①コネクターが接続部から外れる、②誤った輸液が接続される、③輸液ラインが屈曲する、④三方活栓のコックの操作を誤って閉鎖させるというリスクがある<br>・刺入部から針やカテーテルが抜けると出血や感染のリスクがある<br>・観察は、刺入部から三方活栓、輸液バッグ（ボトル）へと、輸液ラインに沿って行う |
| | 刺入部の固定状態の確認 | ・刺入部の固定状態を確認する<br>・患者それぞれの理由により、誤抜去する可能性があるため、患者への説明や、確認を継続的に行う |
| 局所の観察 | 点滴漏れの有無の観察 | ・穿刺針が静脈を破り、静脈から輸液が漏れてしまうと、その組織に損傷を与える可能性がある<br>・特に抗がん薬が漏れると、その場所の壊死の危険がある<br>・輸液の漏れが考えられたら、ただちに輸液を止めて、身体への負担を最小限にする。医師に報告し、適切な対応を行う |
| | 刺入部の炎症の有無の観察 | ・刺入部の炎症反応（発赤、腫脹、疼痛、熱感）や、テープによる固定状態を確認する。異常がみられたときの対処法は、ただちに輸液を止めて医師へ報告する<br>・患者や輸液ごとに、どのように行うのか、あらかじめ確認し準備をしておく |

○輸液中の観察

輸液中は表3-15にあげた項目に注意します。

○三方活栓の使用時の注意点

①事故防止：三方活栓により複数の薬液を注入することが可能であるため、誤りが起こる危険性も高くなります（図3-24）。

・三方活栓では、複数の輸液を同時に行うことも、一時的に別の輸液を加えることもできます。
・持続的な輸液に加えて一時的な輸液をする際は**「側管」**と呼ぶことがあります。両方の輸液を同時に流すのか、一時的に側管からの輸液を優先するのか確認が必要です。
・三方活栓は種類により、コック（バー）の方向に流れるものと、コック（バー）の方向に流れを止めるものがあります。目的の方向に流れていることを確認する必要があります。

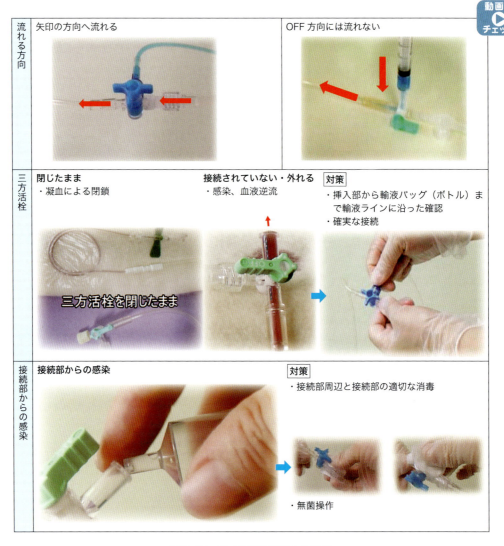

図3-24　三方活栓使用時の注意点

- 三方活栓から静脈注射薬液を入れることを**「ワンショット」**といいます。言葉からは、勢いよく入れるようにイメージできますが、指定された速度で行います。静脈に薬液を勢いよく入れることは危険です。
- 三方活栓から輸液に空気が混入することがあります。空気を入れないように準備します。
- ②感染防止：三方活栓からの感染は直接静脈に入るため、取り扱いには十分な注意が必要です。
- 三方活栓の周囲を消毒し、接続部のゴム部を消毒用アルコール綿で消毒します。
- コネクター部分は直接触れずに扱います。
- 三方活栓のキャップは小さく、使用時に接続部に手が触れ汚染されてしまうた

# 注射・輸液

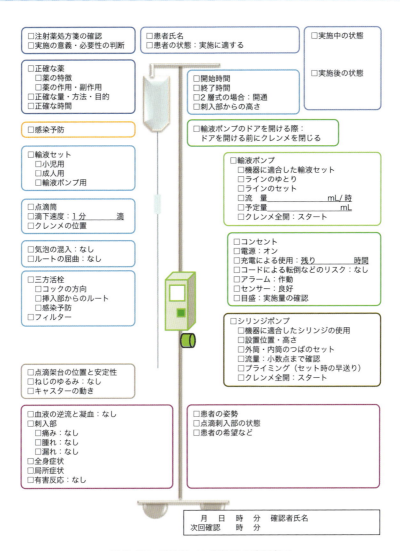

図 3-25　輸液ライン開始時の確認事項

め、閉じるときは滅菌された新しいキャップを使います。

○輸液の確認事項

　輸液にあたって注意することを図 3-25 にまとめました。実施時にあたっては、これらをチェックします。

# 第3章

## 🏥 輸液の手順

輸液（点滴静脈注射）の準備の手順を表3-16に、輸液（点滴静脈注射）の実施の手順を表3-17に示しました。

表3-16　点滴静脈注射を準備する手順の例（バイアル製剤を溶解し、輸液製剤に混注する場合）

動画でチェック

| 項目 | | 手順 |
|---|---|---|
| 物品の準備<br>・注射薬処方箋<br>・注射用蒸留水のプラスチックアンプル<br>・薬剤の確認（6R）<br>・指示量の薬液（溶解用） | | ⇒p.97、表3-8参照<br>・10 mL注射器に注射用蒸留水5 mLを準備する<br>・注射薬処方箋と薬剤の確認をする<br>・溶解用液を注射器内に準備する |
| バイアルに溶解用液の注入 | 1 | バイアルの蓋を取る |
| | 2 | 個装消毒用アルコール綿を用い、バイアルのゴム部を消毒する |
| | 3 | 輸液製剤の蓋を取る |
| | 4 | 個装消毒用アルコール綿を用い、輸液製剤のゴム部を消毒する（手順13の後で輸液製剤のゴム部を消毒する場合もある） |
| | 5 | バイアルのゴム部に準備した溶解用液を注入するため注射針を垂直に刺す（コアリングに注意する） |
| | 6 | 溶解用液をバイアルに静かに注入する |
| 空気（エアー）を注射器に戻す<br>薬剤の溶解 | 7 | 注射器内に空気を戻しておく（保持している内筒の手を緩める） |
| | 8 | 針を2/3程度刺したまま、静かにバイアルの薬剤を撹拌する |
| 溶解した薬剤を注射器へ | 9 | 薬剤の溶解を確認する |
| | 10 | 注射器内の空気をバイアル内へ静かに注入する |
| | 11 | バイアルと注射器を保持し、バイアルを上にする |
| | 12 | 注射針はバイアルの薬液中に保ちながら、注射器内に薬剤を入れる |
| | 13 | ゴム部から注射針を垂直に抜く<br>（ここで輸液製剤のゴム部を消毒する場合、輸液製剤の蓋をとり、ゴム部を消毒する） |
| | 14 | 輸液製剤のゴム部に注射針を垂直に刺す（コアリングに注意する） |
| 注射器から輸液製剤へ | 15 | 輸液製剤の中に注射器で準備した薬液を静かに注入する |
| | 16 | 混注に用いた注射針は、針廃棄用容器に廃棄する<br>＊明らかに汚染がない注射器は「非感染性廃棄物」として、注射針がついている場合は「鋭利なもの」として廃棄する |
| | 17 | 輸液製剤を静かに混和する |
| 輸液セットの準備 | 18 | 以下の確認の後、輸液セットの袋を開ける<br>・異常や破損がないか<br>・使用期限内か<br>・適した器材か<br>　＊成人用、小児用、輸液ポンプ用など、適した器材を準備する<br>　＊輸液セットや翼状針などの選択の根拠を確認する |

つづく

(表 3-16 つづき)

| | | |
|---|---|---|
| 輸液セットの準備 | 19 | 翼状針や延長チューブを接続する。必要な場合は三方活栓も接続する（三方活栓は感染源になりやすいので注意する） |
| | 20 | 滴下を確認しやすい位置にクレンメを移動する |
| | 21 | 輸液セットのクレンメを閉じる |
| | 22 | 輸液製剤のゴム部を消毒する |
| | 23 | ビン針のキャップを外し、まだ注射針を刺していない場所に垂直に刺す（コアリングに注意する） |
| | 24 | 点滴筒を押す方法（軟性の点滴筒の場合）<br>・クレンメを閉じたことを確認する<br>・輸液製剤を点滴架台にかける<br>・点滴筒を 2〜3 回押す<br>・点滴筒の 1/2〜1/3 程度に薬液を満たす<br>点滴筒を押さない方法（硬性の点滴筒の場合）<br>・クレンメを閉じたことを確認する<br>・輸液製剤を点滴架台にかける<br>・点滴筒を逆さにする<br>・クレンメを開く<br>・点滴筒の 1/2〜1/3 程度薬に薬液を満たす<br>・クレンメを閉じる<br>・点滴筒を元に戻す |
| 輸液セットに薬液を満たす | 25 | 膿盆の上方で輸液ラインの下流を持つ（先端の針のキャップはつけたままで行う） |
| | 26 | クレンメを緩める<br>（タコ管がある場合は、タコ管を下にしてタコ管に薬液を満たしてから輸液セット全体に薬液を満たす。実施中は、タコ管を上に向け、空気が混入した場合、タコ管に集まるようにする） |
| | 27 | 輸液ラインに輸液が満たされたら、クレンメを閉じる |
| | 28 | 輸液ラインを点滴架台に掛ける |
| 薬剤の確認（6R） | 29 | 空バイアルや輸液製剤をそれぞれ手に取り、ラベルを読み上げ、注射薬処方箋と照合する |
| | 30 | 注射薬処方箋とラベルを照合し、輸液にラベルを貼る |
| | 31 | 薬剤を確認し、空バイアルを廃棄する（または穿刺後に廃棄する） |
| | 32 | 患者に適した消毒方法の確認をする<br>→消毒の準備をする |

表 3-17　点滴静脈注射の実施の手順

| 項目 | | 手順 |
|---|---|---|
| 物品の準備<br>患者の状態の確認<br>必要性の判断 | 1 | ⇒p.98、**表 3-9** 参照<br>物品の準備をする<br>・トレイ（1 患者、1 処置、1 トレイ）<br>・消毒用アルコール綿<br>・ディスポーザブル手袋<br>・速乾性擦式消毒薬<br>・膿盆<br>・針専用廃棄容器<br>・注射薬処方箋<br>・薬剤混注後の輸液製剤と輸液セット<br>・点滴架台<br>・固定用テープ<br>・肘枕、駆血帯<br>・ディスポーザブル処置用シーツ（薬剤により、遮光の準備を行う）<br>患者の状態の把握、なぜその処置が必要か、合併症とその対策などを確認する。<br>患者の ADL の確認、排泄や検査の予定の確認をする |
| 手洗い | 2 | 注射実施前の手洗いを行う |
| 患者確認 | 3 | 患者に名前（および生年月日）を名のっていただくように伝え、注射薬処方箋と同一であることを確認する（名札と患者の名前を確認する。バーコード認証を行う） |
| | 4 | 患者に医師からの説明を受けたことを確認する |
| | 5 | これから実施する注射の必要性や方法についてわかりやすく説明し、患者の同意を得る（トイレは済ませたかどうか確認する。点滴架台を持ちトイレに行くことは負担があるため、あらかじめ確認しておく） |
| | 6 | カーテンをする |
| 入院患者の場合の作業環境の整備 | 7 | 安全に実施するためにベッド周囲を整える |
| | 8 | 実施しやすいように物品を配置する |
| | 9 | 注射薬処方箋で注射方法を確認する |
| | 10 | シーツを汚すことがないように、注射部位の下にディスポーザブル処置用シーツを敷く |
| 実施者の姿勢 | 11 | 実施者として動きやすく安定した姿勢をとる |
| 患者の姿勢 | 12 | 血管の走行を確認し、注射部位を選択する（持続点滴の場合、利き手や、関節屈曲部を避けるなど穿刺部位を工夫する） |
| | 13 | 患者にとって注射に適した安楽な姿勢であることを確認する |
| | 14 | 患者と実施者にとって、静脈に穿刺しやすい姿勢を工夫する |
| 穿刺 | 15 | 肘枕を当てる |
| | 16 | 再度、適切な注射部位を確認する（血管が出にくい場合、上肢を下垂する、手の握ったり開いたりを繰り返すなど行ってもらう） |
| | 17 | 患者の体格に合った刺入角度を決める |
| | 18 | 消毒用アルコール綿や絆創膏にかぶれないことを確認する |
| | 19 | ディスポーザブル手袋をする |
| | 20 | 注射部位より 5 cm 程度中枢側を駆血する（駆血は 2 分以内） |
| | 21 | 前腕で行う場合は、患者に母指を中に手を握るように伝える |
| | 22 | 個装の消毒用アルコール綿を取り出し、穿刺部から円を描くように消毒する |
| | 23 | 使用した消毒用アルコール綿は膿盆に廃棄する |
| | 24 | 注射針の刃面を上に向ける |
| | 25 | 消毒薬が乾き、消毒効果が高い時点で、消毒した中心部に注射針を刺す |
| 神経損傷の予防 | 26 | 神経の走行に沿ったしびれ感や疼痛がないことを確認する |

つづく

# 注射・輸液

（表 3-17 つづき）

| | | |
|---|---|---|
| 静脈への注入 | 27 | 静脈血の逆流（逆血）により、静脈に入ったことを確認し、針を血管内に進める |
| | 28 | 注射針の針先が動かないように穿刺角度を保持する |
| | 29 | 患者に握っていた手を開くように伝える |
| | 30 | 駆血帯を外す（留置針の場合、輸液セットを接続する） |
| | 31 | しびれ感や痛みがないことを確認する |
| | 32 | 患者の穿刺部の姿勢を確認し、クレンメを開き、滴下の確認をする |
| 固定する | 33 | 留置針と点滴チューブをフィルムドレッシング材と絆創膏で固定する（輸液ラインが何かに引っ張られることを想定し、ループをつくり、ゆとりがあるように固定する） |
| 滴下数の調整 | 34 | 指示量の滴下数に合わせる（滴下数は 30 秒間確認する） |
| | 35 | 使用した駆血帯、処置用シーツを静かに取り除く |
| | 36 | 患者に使用したアルコール綿、ディスポーザブル手袋を膿盆に廃棄する |
| | 37 | 擦式手指消毒を行う |
| ベッドサイドの環境整備 | 38 | 患者の点滴の滴下状態、掛け物の確認、ナースコールが手元にあるか、必要なベッド柵が上がっているかなど、患者の状況とベッド周囲の確認を行う（患者の安全を確認し、患者に合った療養環境を整える） |
| | 39 | 点滴の注意事項を患者に伝え、あいさつをして退室する |
| 有害反応の早期発見 | 40 | 点滴開始 5 分後、15 分後に訪室し、滴下数の調整とともに、有害反応（皮下水腫、血腫、静脈炎、アナフィラキシー）の早期発見に努める |
| | 41 | 有害反応発現時は、点滴を止め、医師に報告する |
| 後かたづけ（次の準備） | 42 | 分別廃棄する場所に移動する |
| | 43 | ディスポーザブル手袋をして膿盆の中身をかたづける（膿盆の中に入っているものに直接、手で触れないように鑷子などで分別廃棄する）分別廃棄の際の針刺し事故に注意する（分別廃棄をしなくてよいように、かたづけを意識しながら物品を使用する） |
| | 44 | トレイなどを所定の場所に置き、洗浄もしくはその依頼をする（洗浄や滅菌などを行い、次の使用に備える） |
| 手洗い | 45 | 流水で手を洗う |
| 観察 | 46 | 病室に戻り、患者の状態を観察し、体調変化の早期発見に努める |
| 実施後の観察・記録 | 47 | 施行時刻、薬剤名、量、方法、患者の状態、施行者名を記録する |
| | 48 | 何らかの理由によって実施できなかった際は、その理由を医師に伝え、新たな指示を確認し、実施、記録する |
| | （準備から実施、記録まで一連の看護行為として、責任をもって行う） | |
| 輸液終了後 | 49 | 輸液が終了したことを確認する |
| | 50 | クレンメを閉じる |
| | 51 | ディスポーザブル手袋をする |
| | 52 | 消毒用アルコール綿を持つ |
| | 53 | 挿入中の翼状針を逆方向に抜き、アルコール綿で圧迫する（針刺し事故に注意する） |
| | 54 | 止血を確認する |
| | 55 | 使用した針はリキャップせずに針専用廃棄容器に廃棄する。患者に使用した消毒用アルコール綿、ディスポーザブル手袋を膿盆に廃棄する |
| | 56 | 患者の寝衣を整える |
| | 57 | 手順 38 と同じ環境整備をする |
| | 58 | 患者にあいさつをし、退室する |
| | 55 | 手順 42～48 と同じ後かたづけの実施（針刺し事故に注意） |

## 5 注射・輸液の実施後

### 後かたづけ

①使用後の針やカテーテルの廃棄：患者の穿刺に使用した注射針は、血液を介する感染に注意してかたづけます。

②洗浄・消毒・滅菌処理：再使用する物品は洗浄し、さらに必要があれば消毒または滅菌処理など、次に使いやすいように、かたづけていきます。

### 評価・記録

・注射実施後は、患者の症状や心理的な状態も含めて注射による反応を評価し、次の援助につなげていきます。
・医師からの説明に対し患者はどのように理解しているか、どのように感じ、考えているかなど、患者の反応を確認していきます。
・どのような注射を、いつ行い、その反応はどうであったかを記録します（表3-18）。

表3-18 注射と患者の反応

| |
|---|
| ・注射前・中・後の状態の確認 |
| ・止血の確認 |
| ・内出血の有無 |
| ・痛みの有無 |
| ・効果と有害反応の有無 |
| ・患者の症状の変化 |
| ・さらに他の症状が出ていないかなど、総合的な観察とアセスメント |

# 6 インスリン注射（自己注射）

## ➕ 糖尿病と血糖コントロール

　糖尿病の患者にとって、血糖コントロールは疾患の進展と合併症の発症を予防するためにとても大切なことです。食事療法、運動療法、薬物療法で血糖コントロールを行っていきます。
　ここでは薬物療法のうちのインスリン注射について説明します。

## ➕ インスリン注射

○インスリン注射の準備
①手を洗います。
　＊介助者が実施する場合は手袋をします。
②インスリン注入器、注射針、消毒用アルコール綿など患者に合った消毒薬を準備します。
③製剤名を確認します。
④インスリン注入器のキャップを外し、薬液の残量があること、薬液に変色がないこと、薬液の入っている容器部分（カートリッジ）にひびがないことを確認します（図3-26）。
⑤懸濁製剤（白濁した薬液）の場合は、薬液が均一に白く濁るまで混ぜます。はじめて使うときはインスリン注入器を手のひらに挟んで往復10回以上水平に転がします。2回目以降は往復10回以上、上下に振ります（図3-27）。容器内には薬液が均一に混ざるように、ガラス玉が入っています。
⑥インスリン注入器の先のゴム栓の部分を消毒用アルコール綿で消毒します。
⑦注射針の保護シールをはがし、水平にインスリン注入器に差し込んで、注射針をまわして取り付けます（図3-28）。
⑧試し打ちをします。
・単位設定ダイアルを回し、ダイアル表示を「2」に合わせ、注射針の針ケースと針キャップを取ります。
・針先を上に向けて垂直に持ち、インスリン注入器の上部を軽くたたいて薬液内の空気を上に集めます。
・針先を上に向けたまま注入ボタンを押し、インスリン液が出ることを確認します。
⑨ダイアル表示が「0」であることを確認し、単位設定ダイアルを指示された単位

# 第3章

## 6 インスリン注射（自己注射）

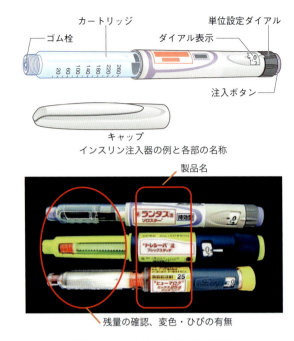

図3-26 インスリン注入器の確認

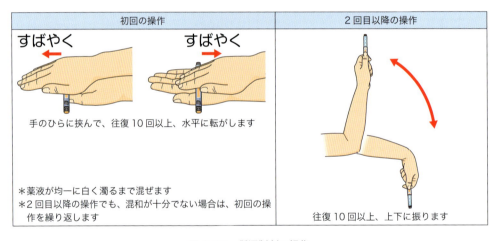

図3-27 懸濁製剤の操作

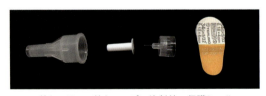

図3-28 注射針の取り付け

に合わせます。

※病棟では、インスリン製剤の種類、単位を間違えないように、ダブルチェックを

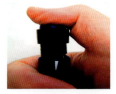

・注入ボタンは真上から、ゆっくり押す。素早く注入すると圧力がかかり、皮下に吸収されるまでに時間を要し、液だれの原因となる
・針を抜くときは、注入ボタンは押したままにする

図 3-29　注入ボタンの押しかた

行います。

○インスリン注射の実施
①注射する部位を消毒用アルコール綿で消毒し、アルコールが揮発して皮膚が乾いていることを確認します。
②単位のダイアルが見えるようにインスリン注入器を持ち、皮膚に対して垂直に針を刺します。
③単位設定ダイアルが「0」になるまで、注入ボタンを真上からゆっくり押します。
④注入ボタンを押したまま、5〜10秒待ちます。
⑤注入ボタンを押したまま、針を抜きます（図 3-29）。

○インスリン注射の後かたづけ
①注射針に針ケースをつけ、注射針をまわしてインスリン注入器から外して、危険のないように廃棄します。
②インスリン注入器にキャップをかぶせます。

○インスリン注射で注意すること
・使用前のインスリン製剤は冷蔵庫（2〜8℃）で保管します。
・使用中のインスリン製剤は、常温で保管します。インスリンは遮光が必要なので、必ずキャップをします。
・懸濁製剤の保管は、薬液が混ざりにくくならないように、インスリン注入器を寝かせて保管します。
・インスリン注入器に注射針を水平に取り付けないと、内側の針が曲がってゴム栓に針が刺さらず、インスリンが出ないことがあります（図 3-30）。
・インスリン注入器に注射針をつけたままにしておくと、外気温によって薬液が漏れ出たり、薬液内に空気が入ったりすることがあります。注射針はインスリン注

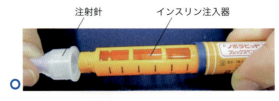

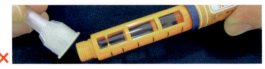

・ゴム栓を消毒用アルコール綿で消毒する
・注射針をインスリン注入器にまっすぐに取り付ける

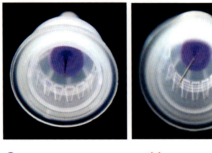

〇 針が正常な状態　　✕ 針が曲がった状態

図3-30　インスリン注入器への注射針の取り付け

射をするときに取り付け、注射後は外します。
・インスリン注射で薬液を注入した後、すぐに注入ボタンから指を離してしまうと、薬液に血液が逆流することがあります。血液が混入したインスリン製剤は使えなくなりますので、注射針を抜くまで注入ボタンは押したままにします。
・糖尿病の薬物療法には、インスリン以外の注射薬（GLP-1受容体作動薬）があります。作用が異なりますので、混同しないようにします。

## ➕ 血糖値の測定

　血糖値の自己測定には自己検査用グルコース測定器を使用します。
　自己検査用グルコース測定器は、検査室の分析器による測定と違い、様々な要因の影響を受けます。

〇血糖値の測定の準備
①手を洗います。
②自己検査用グルコース測定器、穿刺器具、消毒用アルコール綿を準備します。
③穿刺器具の準備をします。

・穿刺針を固定するまで差し込み、取り付けます。
・穿刺する部位の皮膚の厚みに合わせて、穿刺針の深さをダイアルで調節します。
・保護キャップを外します。
④自己検査用グルコース測定器の準備をします。
・センサーをセットします。
・自己検査用グルコース測定器の電源が入ったことを確認します。
⑤穿刺部位の準備をします。
・介助者（看護師）が実施する場合は手袋をします。
・穿刺部位（指先）を消毒用アルコール綿で消毒します。
・消毒後、アルコールが揮発して皮膚が乾いていることを確認します。

○血糖値の測定の実施
①穿刺部位を固定し、穿刺器具を押し当てボタンを押します。
②穿刺部位の周囲から軽く押し、直径2mm程度の球状に血液を出します。
③自己検査用グルコース測定器のセンサーの先端を血液に当て、血液を吸い上げます。
④穿刺部位を消毒用アルコール綿で押さえて止血します。
⑤測定が開始され、約5〜10秒後に自己検査用グルコース測定器の液晶画面に結果が表示されます。
⑥測定値を確認します。

○血糖値の測定の後かたづけ
・センサーや穿刺針の血液に触れないように廃棄します。

○血糖値の測定で注意すること
・自己検査用グルコース測定器での測定には、毛細血管の血液（指先や耳朶の血液）を使用します。
・自己検査用グルコース測定器とセンサーは10〜40℃の環境で使用します。
・必要な血液量で測定しますが、無理に血液をしぼりだすと測定値に影響が出ることがあります。穿刺針の深さで血液量を調節します。
・患者のヘマトクリット値が異常に高かったり低かったりすると測定値に影響が出ます。
・消毒後、穿刺部位にアルコールが残っていると測定値に影響が出ます。また、ヨウ素を含む外用薬で消毒した部位で測定すると、偽高値となる恐れがあります。
・穿刺部位に果汁が付着していると、アルコール綿で消毒をしても偽高値になることがあります。測定前には流水で手を洗ってもらいます。

表 3-19 血糖値と低血糖症状

| 血糖値 | 主な症状 |
|---|---|
| 70 mg/dL 以下 | 空腹感、あくび |
| 40 mg/dL 以下 | 発汗、冷や汗、動悸、頻脈、ふるえ、顔面の紅潮や蒼白 |
| 30 mg/dL 以下 | 意識消失 |
| 20 mg/dL 以下 | けいれん、昏睡 |

## 低血糖の注意点

　血糖コントロールが必要な患者は、血液中のブドウ糖（血糖）と注射によるインスリン作用によって、体内のバランスを保っています。食事量、運動量、薬液量などの変化により、血糖値は変化します。血糖値によって、注入するインスリンの量を調節することがあります。

　また、インスリン注射時は、インスリン作用が強く出て、低血糖症状が現れることがあります（表 3-19）。低血糖症状がみられたら、ブドウ糖かブドウ糖キャンディを 10〜20 g 摂取します。

　低血糖を恐れて、低血糖の状態ではないのに、甘いものを摂取しておきたくなりますが、そうすると効果的に治療が行えなくなります。バランスのよい食事、運動を考え、意識的に過ごしてもらうことが必要です。

# 第4章

## ドレーン・導尿・吸引

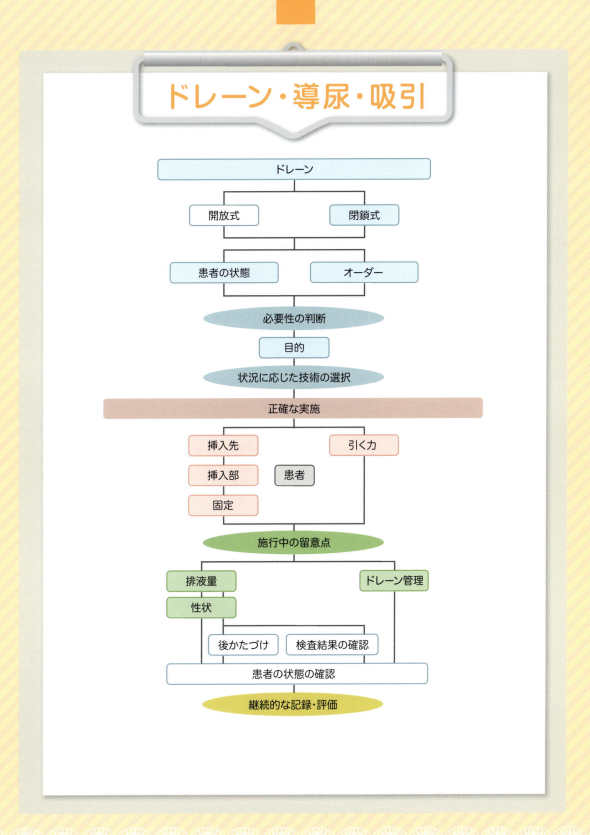

# 第4章

## 1 状況に応じたドレーンの選択

### 必要性の判断

医療現場で使用する管（チューブ）は、①薬液や栄養剤などを**「注入」**するためのもの、②手術後などで体腔内に溜まった体液などを体外に**「排出」**するためのもの、③体内の**「圧測定」**に使用するもの、に分類できます。

看護師は、それらが入ることによる患者の負担や苦痛を軽減しながら、効果的かつ安全に管理する必要があります。

本章では体内から体外へ排出するドレーン・導尿・吸引について解説しますが、それぞれの共通点・相違点を知っておくと理解がしやすくなります。

### ➕ ドレーンとカテーテルの違い

**ドレーン**とは、体腔内に溜（た）まった水分や血液、リンパ液などを体外に排出するために用いられる管（チューブ）のことをいいます。

**ドレナージ**（排液という意味）とは、ドレーンを使った処置をいいます。「ドレーン」は排液をするという行為の名称としても使用されます。

**カテーテル**とは、医療用に用いられる軟らかい管を指し、一般的に体内に薬液などを入れるために用いられる管を指す名称として使用されています。

カテーテルとして用いているものを、使用目的により、ドレーンの代わりに使うこともあります。両者とも用途により太さや材質に様々なものがあります。

これらの挿入は医師が治療上の判断のもとで行います。

このようにドレーンとカテーテルの違いは、言葉として共通理解がない場合もあるため、何を目的に使われているかを把握することが大切です。

ここでは、全体をいうときにライン（ルート）、体内に近い場所をドレーン、接続部以降の排液バッグまでをチューブとします（図4-1）。

ドレナージには、体位変換によって貯留した喀痰（かくたん）を誘導し排泄する「体位ドレナージ」などもありますが、ここでの「ドレナージ」は、体内にドレーンを留置する方法を指しています。

# ドレーン・導尿・吸引

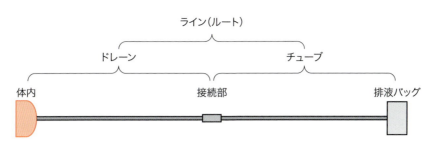

図4-1　ドレーン、チューブ、ライン（ルート）の区別の目安

## ✚ ドレーン管理の視点

### ○基本的視点
　ドレーンの管理は、体内に貯留した血液や浸出液などを「体外へ排出する」ということです。ドレーンは、どのような目的で、どのようなもの（種類）が使われ、その先端はどこにあり（挿入先）、身体のどこから入っているか（挿入部）、という基本的な視点をもつことが重要です。

### ○感染予防
　人間にとってドレーンは異物であり、常にドレーンの挿入そのものが感染を引き起こす原因になる可能性を考え、観察する必要があります。
　**感染の徴候**は、①ドレーン挿入部の発赤・腫脹・熱感・痛みなど、②ドレナージによる排液の性状・色・量の変化があげられます。
　排液は、体内で停滞することにより感染につながると考えられます。そのため、排液が常に流れやすいように管理し、その性状・色・量を観察し、ドレーン挿入の目的に合わせた感染予防策を実践することが大切です。

### ○安全管理
　ドレーンに関する安全管理では、ベッドからの移動の際だけでなく、ベッド上安静の患者に挿入しているドレーンも抜けないように、また、接続部が外れないようにすることが重要です。
　そのためには、ドレーンの目的に合わせた管理を正確に行う方法を身につけ、治療が効果的に実施されるように、患者の観察を行い、患者の苦痛を減らす工夫をすることが必要です。

### ○目的に合ったドレーンの選択
　ドレーンの具体的な目的や方法は、ドレーンのそれぞれの違いを知ると理解しや

表4-1 ドレナージの目的別分類

| 種類 | 目的 |
|---|---|
| 予防的ドレナージ | 手術後に起きる体内の空洞に浸出液の貯留が**予想される場合**に用いられる。創部の修復を遅らせたり、感染を起こすことを予防する |
| 治療的ドレナージ | 創部や腹腔内に**すでに貯留した**血液、消化液（胆汁や膵液など）、尿、膿、浸出液などの排出を目的に行われる。また、排出するための洗浄や薬液を注入するために用いられることもある |
| 診断的ドレナージ | ドレーンからの排液の性状・色・量などから、術後の出血や縫合不全、消化液（胆汁や膵液など）の漏れなどを**早期発見するために**行われる |

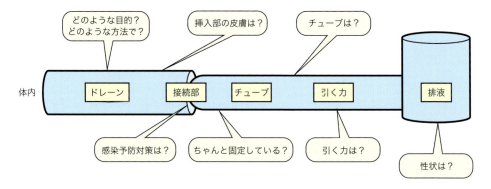

図4-2 ドレナージのチェックポイント

すくなります。

　どのようなドレーン管理でも「このドレーンはなぜ入っているのか」と目的を考え、目的に合ったドレーンと施行方法が選択され、目的に合った安全な管理と、それに伴う患者の負担や苦痛を最小限にするケアが提供されることが必要です。

## ドレーンの分類

### ○ドレナージの目的別分類

　体内から体外へ排出するドレナージの目的は、①予防的ドレナージ、②治療的ドレナージ、③診断的ドレナージの3つに分類でき、それぞれの目的による違いがあります（表4-1）。

### ○ドレナージの方法別の分類

　ドレナージは、目的に適した方法（ドレーン）が用いられます。管理をするには、その違いを理解する必要があります（図4-2）。

- **ドレーンの排出口の違い**：開放式か、閉鎖式か。
- **引く力の違い**：持続的か、間欠的か／機械的陰圧か、自然流出か。

# ドレーン・導尿・吸引

表4-2 ドレーンの形状による分類と特徴

| 種類 | 型と断面 | | | 特徴 |
|---|---|---|---|---|
| フィルム型ドレーン | 筒型 | 板型 | ストロー型 | ・浅い部位に挿入され表面張力や毛細血管現象（例：布が水を吸い込む）を利用して排液を行う<br>・漿液性の排出に適しており、血塊や膿汁には適していない<br>・開放式ドレーンで使用される<br>・軟らかいため侵襲が少ない<br>・体動で先端が逸脱しやすい<br>・開放式のため感染に注意する必要がある<br>例：ペンローズドレーン |
| チューブ型ドレーン | 単孔型 | デューブル型 | プリーツ型 | ・内腔の開存性に優れているため、粘稠性の高い液や壊死組織を含む塊などの排液や洗浄に適している<br>・閉鎖式ドレーンまたは自然流出に用いる<br>例：ネラトンカテーテル |
| サンプ型ドレーン | ダブルルーメン | トリプルルーメン | | ・内腔が2つまたは3つに分かれており、一方の腔から外気を導入し、他の腔から体液を排出する構造（サンプ効果）をもつ<br>・内腔を吸引しても、ドレーンの先端が組織に吸着し損傷することが少ない<br>・外気が入るため、逆行性感染に注意が必要である<br>例：胃管、イレウス管 |
| ブレイク型ドレーン | ラウンド型 | フラット型 | | ・チューブ型ドレーンのような内腔をもたず、複数の深い吸引溝で構成された断面をもつため、つまりにくい<br>・接着する面積が大きいため広範囲のドレナージが可能で、あらゆる性状の液の排液に適している<br>・閉鎖式ドレーンに用いる<br>例：J-VAC®ドレナージシステム |

1 状況に応じたドレーンの選択

## ○ドレーンの形状による分類

　ドレーンの種類は、①フィルム型、②チューブ型、③サンプ型、④ブレイク型に大別できます（表4-2）。ドレーン管理をするうえで、その形状による特徴を知ることは大切です。

# 第4章

## 1 状況に応じたドレーンの選択

表 4-3　ドレナージの原理による分類と特徴

| 分類 | 特徴 |
|---|---|
| 開放式ドレーン | ・ドレーンを通して排液をガーゼに吸収させる。高低差などの自然落下による排出を行う<br>・ドレーンを固定するために、縫糸がかかっている場合もある（左図）<br>・**メリット**：排液バッグがないため、患者が動きやすく離床がしやすい<br>・**デメリット**：逆行性感染の危険性や、排液による皮膚トラブルの可能性がある。正確な排液量の測定が難しい（ガーゼが吸収した排液量を測る場合は、その重さを測り、乾燥している同じガーゼの重さを引く） |
| 半閉鎖式ドレーン | ・開放式ドレーンの管をパウチで覆う方法である。開放式の特徴であるドレナージ効率がよいところと、閉鎖式の特徴である逆行性感染の起こりにくさがある<br>・多くは、ペンローズドレーンにパウチを付ける<br>・術後専用のパウチもあり、袋の先が排液チューブと接続できるものもある<br>・開放式ドレーンにオープントップ型パウチを使用し、排液をパウチ内に排出させる<br>・**メリット**：排液が多い場合に有効である<br>・**デメリット**：パウチの費用がかかる |
| 閉鎖式ドレーン | ・ドレーンと排液バッグが接続され、外界の空気から遮断する方法である<br>・受動的ドレナージ（サイフォンの原理）、能動的ドレナージ（持続吸引器法）に分けられる<br>・**メリット**：逆行性感染を起こしにくい。陰圧を調整しやすい。排液量の計測や採取がしやすく、排液の性状も観察しやすい<br>・**デメリット**：排液バッグがあるため、動くときに制限がある |

## ○ドレナージの原理による分類

　ドレナージの原理（引く力）から、①開放式ドレーン、②半閉鎖式ドレーン、③閉鎖式ドレーンの3つに分類することもあります（表4-3）。それぞれの特徴を理解して看護ケアに活かすことが必要です。

# 2 腹腔ドレナージ

　腹腔内は少量の腹水で満たされ、腹膜で覆われた内臓が動いても傷つかないようになっています。**腹腔ドレナージ**とは、診断や治療の目的で腹腔内にドレーンを挿入・留置して腹腔内の貯留液を排出する方法です。

　腹腔内は胸腔内と違い陰圧ではありません。術後などに死腔ができる部位に液体が貯留しやすいため、ドレーンはその部位に留置します（図4-3）。

## ➕ 開放式ドレナージ

### ○感染予防

　開放式ドレナージは外界に開放されているため、皮膚の常在菌の侵入や皮膚挿入部の汚染が原因となり、3日以上留置されていると**逆行性感染を起こしやすい**といわれています。また、体内からの浸出液や排液により**皮膚炎を起こしやすく**、感染には十分な注意と観察が必要です。

### ○観察のポイント

　まず、患者のドレナージの目的とドレーンの種類、その特徴について理解してお

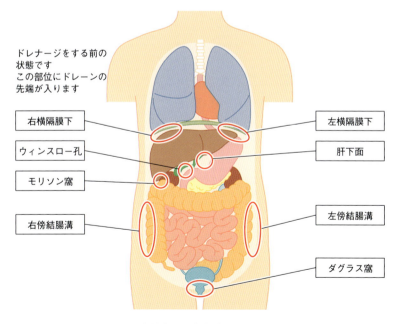

図4-3　腹腔内の浸出液が貯留しやすい部位

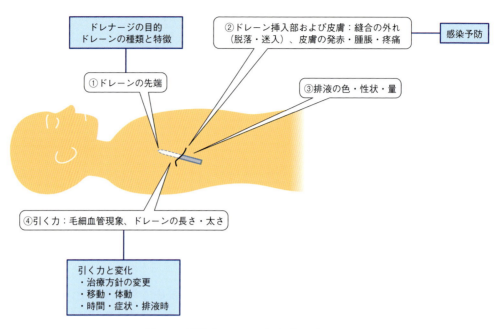

図 4-4　開放式ドレナージの観察のポイント

きます。また、①挿入後から患者の状態がどのように経過しているのか、②ドレナージの目的、③全身状態の変化、について情報を共有しておくことが、変化をとらえるうえで重要です。

開放式ドレナージの観察ポイントは図4-4の、①ドレーンの先端、②ドレーン挿入部および皮膚、③排液の色・性状・量、④引く力、です。

観察は、挿入部から排液までを確認します。特に、挿入部のドレーンの結紮が外れての先端部位の脱落や体内への迷入は、ドレナージの目的を果たさない状態になるため、その確認が重要になります（図4-5）。切り込み（スリット）ガーゼによる挿入部の保護の方法を図4-6に示します。

また、一般的な治癒過程の観察データと比較しながら観察をすると異常の早期発見につながります。

### ✚ 閉鎖式ドレナージ

○観察のポイント

閉鎖式ドレナージは、挿入部を確認し、固定した後はライン（ルート）に沿って注意深く観察します。

まず、患者のドレナージの目的とドレーンの種類、その特徴について理解しておきます。また、挿入後から患者の状態がどのように経過しているのか、ドレナージ

# ドレーン・導尿・吸引

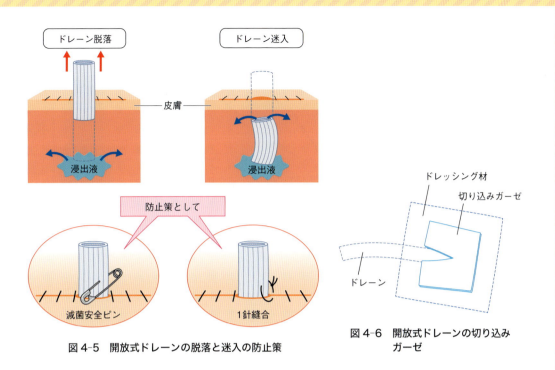

図4-5 開放式ドレーンの脱落と迷入の防止策

図4-6 開放式ドレーンの切り込みガーゼ

に関することや全身状態の変化について情報を得ておくことは、変化をとらえるうえで重要です。

閉鎖式ドレナージの観察ポイントは図4-7の、①ドレーンの先端、②ドレーン挿入部の固定と周囲の皮膚、③ドレーンのテープ固定と周囲の皮膚、④ドレーンと排液バッグのチューブとの接続部、⑤排液の流れ、⑥引く力、⑦排液、です。

観察は、挿入部から排液バッグまでのラインに沿って確認するとわかりやすいです。また、**前回の観察データと比較しながら観察**すると異常の早期発見につながります。

○挿入部の固定

ドレーン挿入部の皮膚の状態や、固定の状態を確認します。

閉鎖式ドレナージの場合、ドレーンの挿入部は皮膚に1針縫合し、その糸をドレーンに巻き付けて結紮固定し（図4-8）、切り込みガーゼを挟み、その上から透明なフィルムドレッシング材などを貼ります（図4-9）。

しかし、時間が経つとゆるみが出たり、自然に糸が外れてしまうこともあります。その場合、ドレーンの先端がずれたり、体動によって自然抜去してしまう危険性があります。特に長い期間挿入している場合は、挿入部位の皮膚口が弛緩してしまうことがあるため、より注意が必要です。

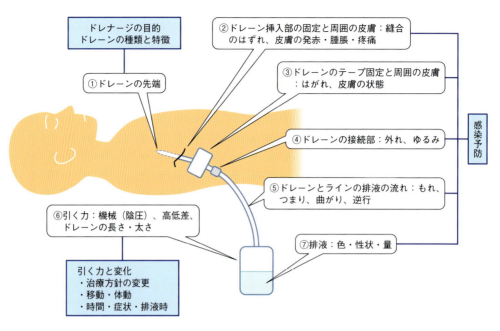

図4-7 閉鎖式ドレナージの観察のポイント

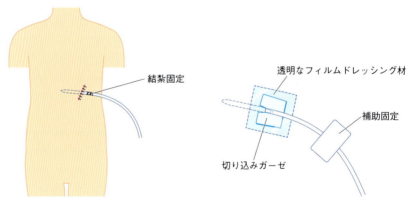

図4-8 閉鎖式ドレーン挿入部の結紮固定

図4-9 閉鎖式ドレーン挿入部の切り込みガーゼと補助固定

○挿入部の清潔

　皮膚に発赤やただれがないこと、挿入部の周囲が清潔であることを確認します。
　最近は挿入部からの細菌の侵入防止および観察が容易であることから、透明なフィルムドレッシング材で保護をすることが多くなっています。
　挿入部のドレーンと皮膚の隙間から感染源が侵入する可能性があり、挿入部の消毒とガーゼ交換および周囲の皮膚の清潔保持が必要です。

## ○補助固定

閉鎖式ドレナージでは、挿入部の結紮固定のみでは体動時の引っ張りに弱いため、10 cm 程度離れた部位を選択し、ドレーンを体に「テープ固定」します。つまり、補助固定をすることで抜去を防止します。

この補助固定は、①挿入部から 10 cm 程度離した位置で、②関節をまたがず屈曲しない部位、③皮膚の状態がよい部位、④患者の苦痛にならない部位、⑤排液が管理しやすい部位、などを検討し選択します。また、身体の動きで引っ張られることのない位置で行います。

## ○ドレーンの固定方法の工夫

ドレーン挿入中は自己抜去（事故もあります）と自然抜去を防止するために挿入部の固定方法を工夫する必要があります（図 4-9）。

固定にはチューブ固定器（ドレン・キーパーなど）を使用する場合と、テープで固定する場合があります。ここではドレーン抜去を防ぐテープ固定の工夫について紹介します。

## ○テープ固定

テープでの固定を考えると、ドレーンとテープ、テープと皮膚面の接触面が多いほど、引っ張られる力に対して強くなります。しかし、テープによる皮膚のかぶれなどを考えると、最小限の貼付で、かつ抜けない固定方法が必要です。

使用する固定用テープの基本は伸縮の少ない布製の粘着テープです。伸縮するテープを使用する場合はテープ表面の凹凸があるため下貼りと固定張りの接触面が少なくなり、はがれやすいので、さらなる工夫が必要になります（図 4-10）。

## ○ドレーンとラインの接続

ドレーンの接続部は、ゆるむと適切な陰圧がかけられません。ドレーンとラインの接続部には**タイガンを用いたプラスチックバンドやテーピングによりゆるみを防止**します（図 4-11）。

## ➕ 排液の観察

### ○色・性状・量

検査や手術後は「どのような検査や手術が行われたのか」「どこに、どのような目的で管が入っているのか」を知っておく必要があります。

ドレナージにおける排液には特徴があり、①術後すぐの色・性状・量、②その後

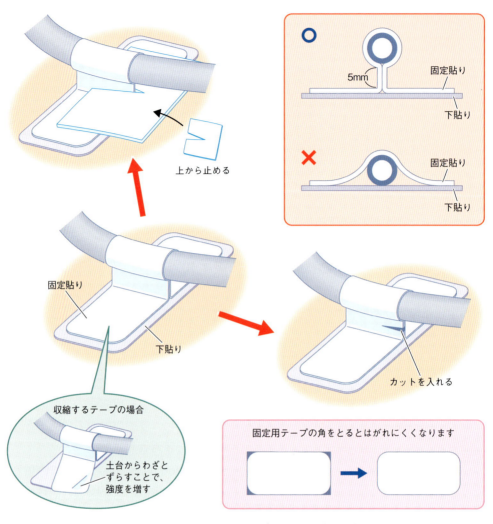

図4-10 ドレーン・チューブのテープ固定の工夫

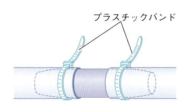

図4-11 タイガンを用いたドレーンとラインの接続

の色・性状・量の変化、といった基準となる知識があると、排液の様子から早期に患者のリスクを予期することや発見することができます。つまり、排液の色・性状・量から、**治癒過程なのか**、**身体の危険信号**を表しているのかなどを考えていくことができます（図4-12、図4-13）。

# ドレーン・導尿・吸引

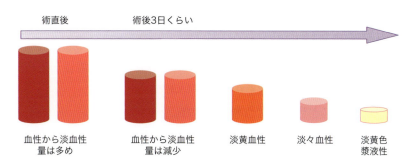

図4-12　色・性状の正常な変化

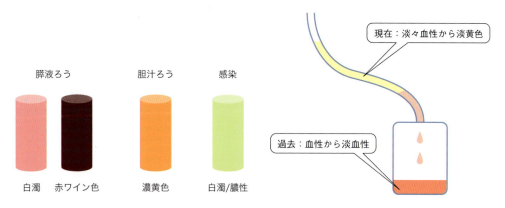

図4-13　色・性状の異常

図4-14　排液を観察するところと変化の観察の例

　排液の観察は、ライン内の排液と排液バッグに貯留した排液の両方を見ます。
　排液バッグに貯留した排液は数日から数時間前の「過去の色と性状」、体内に近いライン内にある排液が「現在の色と性状」となります（図4-14）。これを見るだけでも、どのように変化しているのかがわかります。
　排液は検査に出す場合があります。この排液を採取するために注射針を使うと、針がラインを傷つけ穴が開き使用できなくなる場合や、その穴から感染源が入る危険性があります。排液を試験管に採取する場合は、どのように採取するか、安全性を確認し、感染予防に努めます。

○排液量の変化
　たとえば次のようなときは、どう考えますか。
　「手術後、翌日までの排液は淡血性のものが、わずかに出ている状態でした。しかし、術後5日目になり、1時間に100 mL以上の血性排液が2時間以上続いている」
　これは、術後に安定していると思っていたにもかかわらず、ドレーンが入っている体内に何らかの問題が生じ、術後出血したと考えられ、早急な対処を必要として

いるサインです。
　このような場合、ただちに医師へ報告し指示を受けるとともに、周囲のスタッフへの周知をはかります。また、出血性ショックへ移行する危険性もあるため、患者のバイタルサインおよび全身状態の把握をします。
　では、次のようなときは、どう考えますか。
　「手術後1日目、今まで1時間50 mLの血性排液があったが、急に1時間に5 mL程度に減った」
　これは、うまくドレナージできていない可能性があり、閉塞のリスクが疑われます。その場合は、医師に報告し指示を受けます。また、ドレーンの種類によっては閉塞予防のミルキング（後述）が禁忌の場合もあります。

○浮遊物
　排液に浮遊物がある場合も観察が必要です。また、それらにより汚染されたライン内は感染源となる可能性があります。

## ライン（ルート）の管理

○ラインの屈曲や閉塞
　ドレーンのライン（ルート）の屈曲・圧迫、凝血に伴う狭窄・閉塞などにより、ドレーン内に排液が貯留することがあります。この状態が続くと、ドレナージが正常に行われなくなり、症状の悪化を招きます。
　それを防止するためには、常に排液が正常に流れるようにすることが必要です。特に、患者の生活動作に伴い、体の下でラインが折れたりねじれたりすることがあります。それらを防止するために、患者自身にも注意点を説明し、協力を求めることが必要です。

○閉塞予防（ミルキング）
　閉塞予防の方法としてミルキングがあります。ミルキングには、道具を用いて行う場合と、手で行う場合の2つの方法があります。
①道具を用いて行う場合：ミルキングローラー（図4-15）という道具を使用することで、効果的にルート内の血液・排液を排出させることができますが、ドレーンを損傷させる恐れやドレーン内の急激な減圧と逆流の可能性があります。そのため特に**脳内ドレーンでは使用が禁忌**となります。また、**ミルキングローラーの使用はドレーンの素材によって劣化や損傷が起こるため禁忌**であることがあります。

# ドレーン・導尿・吸引

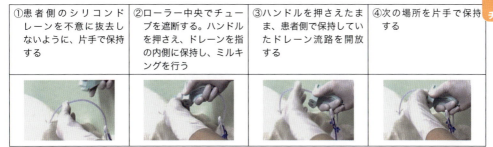

| ①患者側のシリコンドレーンを不意に抜去しないように、片手で保持する | ②ローラー中央でチューブを遮断する。ハンドルを押さえ、ドレーンを指の内側に保持し、ミルキングを行う | ③ハンドルを押さえたまま、患者側で保持していたドレーン流路を開放する | ④次の場所を片手で保持する |

注意点：破損することがあるためシリコンドレーンを消毒用アルコール綿でこすらないなど、使用上の注意を守る
〔メラ　ミルキングローラー（シリコン用S）、泉工医科工業〕

図4-15　ミルキングローラー

**②手で行う場合**：ドレーンを損傷させる可能性は低いですが、ドレーンを圧迫する力が弱く、排出する効果は劣ります。しかし現在は、安全面からほとんどがこの方法で行っています。この場合、まず、片方の親指と人差し指でドレーン挿入部の近位を指でつまみ圧迫し遮断させます。もう片方の親指と人差し指でドレーンを挟み、排液バック側へ凝血などの閉塞の原因をゆっくり排液バッグへ移動させていきます。このとき、ドレーン挿入部が抜けないように近位の指は固定して動かさないようにします。

○逆行性感染への注意

　閉鎖式ドレーンは、体内から排液バッグまでの間で、排液が停滞することにより感染の要因になります。効果的なドレナージを行うためには、排液が常に流れやすいようにドレーンの固定を工夫したり、ドレーン内の排液が停滞しない工夫をすることが必要です。

　また、ドレナージ中の患者が歩行する場合は、ドレーンのルートと排液バッグは体内への挿入部より常に下にして排液の逆行を防ぎます。

　患者の生活動作の拡大に伴い、排液バッグをスタンドにかけて移動します。この場合、移動時や体動時の注意を、十分に患者へ説明し協力を得ます。

　逆流防止弁のついた排液バッグもありますが、上下に振るなど無理な扱いをすると逆流が起こります。

　ドレーンが**抜けない工夫**と、ドレーンから**スムーズに排液するための工夫**のどちらも大切になります。

○感染徴候の観察

　感染予防に努めるとともに、感染の早期発見に努めることも必要です。そのためには、次のような感染徴候を見逃さないことが必要になります。

①37.5℃以上の発熱が続く
②排液の異常
③挿入部の皮膚の発赤・腫脹・痛み
④白血球数の増加、CRP（C反応性タンパク）値の上昇
⑤倦怠感などの患者の自覚症状

○ライン交換
　ドレーンのラインや排液バッグは滅菌されたものを使用しますが、時間が経つと凝血塊などで少しずつ汚れ、感染源となります。そのため、きれいなラインや排液バッグに交換する必要があります。
　交換する場合、その手技により、感染のリスクが生じます。最も効果的な時期に無菌操作で交換を行います。

# ドレーン・導尿・吸引

## 3 胸腔ドレナージ

　肺を膨らませておくため、胸腔内は常に陰圧（−5〜−8 cmH$_2$O）に保たれ、横隔膜の伸縮により肺を膨張させ空気を肺胞内に取り込みます。しかし、胸腔内に血液や分泌液、空気が貯留すると、肺は圧迫され再膨張が妨げられ、呼吸障害を起こします。これを防ぐために胸腔に貯留した分泌液や空気を持続的に体外へ排出するドレーンを留置します。これが胸腔ドレナージです。

　胸腔ドレナージでは、穿刺針付カテーテル（トロッカーカテーテル）、胸腔排液用装置（チェスト・ドレーン・バック）、吸引装置を使用します。

### ➕ 目的に応じた使用方法の違い

　胸腔ドレナージは目的に応じて、使用する穿刺針付カテーテル（トロッカーカテーテル、図4-16）の外径や挿入部位やドレナージ法が異なります（表4-4、表4-5）。

　吸引は病院の中央配管による吸引設備を使用するか、吸引圧が自動制御される動力一体型の電動式低圧持続吸引器（メラサキューム®）を使用する方法があります。

　どのような方法を用いるのか、あらかじめ医師に確認し、必要物品を準備することが必要です。

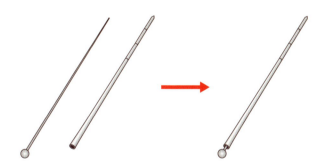

図4-16　トロッカーカテーテル

表4-4　胸腔ドレナージの目的別挿入部位

| 目的 | 穿刺針付カテーテルの外径 | 挿入部位 |
| --- | --- | --- |
| 排気 | 12〜16 Fr | ・前胸部の第2〜4肋間から挿入<br>・空気は上部に溜まるため、上に向けて挿入 |
| 排液 | 20〜24 Fr以上 | ・第7肋間から挿入<br>・液体は下方および背側に貯留するため、後方に向けて挿入 |

表 4-5　ドレナージ法の分類

| 分類 | ドレナージの方法 |
|---|---|
| 水封法（ウォーターシール法） | 大気圧の原理を利用して肺の再虚脱を防ぐ。急激な胸腔内の陰圧化は起こらない |
| 低圧持続吸引 | 急性の時期に、機械を用いて積極的に陰圧をかけて胸腔内の空気や液体を吸引する |

## 胸腔排液用装置の構造

　胸腔内に貯留した分泌液や空気を持続的に体外へ排出するためには、胸腔内へドレーンを挿入し、吸引器による持続的に陰圧をかけます。

　胸腔ドレーンに使用する胸腔排液用装置（チェスト・ドレーン・バック）は、①**排液ボトル**、②**水封室**、③**吸引圧制御ボトル**の3つより構成され（図4-17）、それぞれ重要な役割があります。

　また、装置を使用するためには医師の指示に基づいた設定で、事前に準備する必要があります。

## 胸腔ドレーン挿入の準備

○患者の全身状態の観察とアセスメント
・呼吸状態の主訴の確認や観察をします。
・SpO$_2$低下の場合は酸素投与の指示を受けます。
・抗凝固薬の内服中、出血傾向のある患者、キシロカイン®（リドカイン塩酸塩）アレルギーのある患者は禁忌です。

○患者と家族への説明
・胸腔ドレーン挿入の必要性と目的、合併症、挿入後の体動制限などについて医師から説明し、同意を得ます。

○必要物品の準備
①基本的な必要物品
・胸腔排液用装置（チェスト・ドレーン・バック）
・注射器50 mL（吸引圧制御ボトルの水位調整用）
・注射器30 mL（水封室の水位調整用）
・注射針（18～21G）
・滅菌蒸留水、消毒セット、縫合セット、局所麻酔薬、滅菌ガウン、滅菌手袋、滅

# ドレーン・導尿・吸引

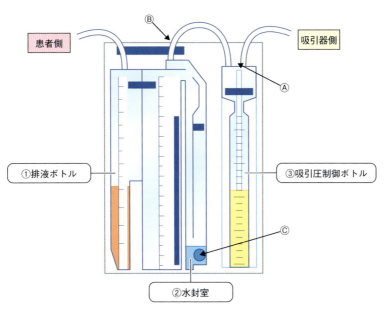

| 部位 | 役割 |
|---|---|
| ①排液ボトル | 胸腔内に溜まった液体を貯留する |
| ②水封室 | 外からの空気が排液ボトルのほうへ逆流して体内に入らないようにする |
| ③吸引圧制御ボトル | 蒸留水が入っており、吸引器が接続され陰圧を調整する |

| 事前準備 | 方法 |
|---|---|
| 吸引圧制御ボトルへの注水（吸引圧設定） | 空気導入口（注水口）Ⓐからシリンジを用いて滅菌蒸留水または生理食塩水を設定圧の高さまで注入する。注入された水は黄色になる。シリンジで吸引すると水位の調節が可能である |
| 排液ボトルの水封室への注水 | 連結チューブⒷから標線まで約30 mLの滅菌蒸留水または生理食塩水を注入する。注入された水は青色になる。水封止水位調節ポートⒸに注射針付シリンジを刺し込むと水位の調節ができる |

図4-17 胸腔排液用装置（チェスト・ドレーン・バック）の部位と事前準備

菌ドレープ、固定用テープ、聴診器、クランプ用鉗子

②胸腔ドレーン挿入時に必要となるもの
・穿刺針付カテーテル（トロッカーカテーテル）
・注射器（5～10 mL）
・注射針（18G）

○患者と物品を整える
・処置前に排尿をすませてもらいます。
・十分なスペースとプライバシーが確保された部屋を準備します。
・吸引方法を確認して適切な物品を揃えます。特に胸腔排液用装置（チェスト・ド

レーン・バック）などは、事前に指示された胸腔内圧の滅菌蒸留水または生理食塩水の量をセットしておきます（図4-17）。
・消毒液や体液などで寝衣が汚染することが想定される場合は、術衣などに更衣してもらいます。
・処置台では、挿入側の上肢を挙上するなど挿入部位に適した体位をとります。
・気胸の場合は、ファーラー位やセミファーラー位の体位をとります。
・清潔操作が行え、かつ必要最低限の露出となるように、バスタオルなどを使用し、プライバシーに配慮します。

### 胸腔ドレーン挿入の介助

①挿入部を十分に消毒した後、滅菌ドレープをかけます。
②医師により、挿入部周辺に局所麻酔薬が注射されます。
③医師により穿刺針付カテーテル（トロッカーカテーテル）が挿入されます。
④カテーテル先端が目的部位に達したところで、内套針を抜去し、鉗子などでカテーテルを挟みます。
⑤カテーテルと胸腔排液用装置（チェスト・ドレーン・バック）を滅菌操作で接続し、鉗子を外します。
⑥排液、水封圧の**呼吸性移動**[1]、**エアリーク**[2]の有無を確認した後、医師により縫合されます。

### 胸腔ドレーン挿入直後のケア

・バイタルサイン、呼吸音の左右差、皮下気腫、エアリークの有無などを観察します。
・固定部周囲の消毒薬などを拭き、寝衣を整えます。
・胸腔排液用装置（チェスト・ドレーン・バック）の場合は専用の移動用固定台などに固定し、患者のADL（日常生活動作）の範囲を狭めないようにします。
・患者に処置の終了と、注意点（p.146参照）を説明します。
・患者に異常を感じた場合は、すぐに看護師へ連絡するように伝えます。

---

[1] **呼吸性移動**：チェスト・ドレーン・バック内の水封圧が患者の呼気と吸気によって上下することをいいます。呼吸性移動は、胸腔ドレーンの先端が胸腔内に導入され、開通しているサインです。
[2] **エアリーク**：チェスト・ドレーン・バックの水封部分に、ポコポコと空気が出てくることが胸腔内の空気が脱気しているサインです。挿入部はドレッシング材を貼付し、胸腔ドレーンをテープで固定します（p.131、「挿入部の固定」参照）。ドレーンの先端はX線画像で確認します。

## 胸腔ドレーン挿入中のケア

○観察

①全身および胸腔ドレーン挿入部の状態
- 胸腔ドレーン挿入部の固定状態に異常はないか、挿入部の発赤・腫脹はないか。
- 胸腔ドレーンの接続部にゆるみがないか。
- 胸腔ドレーンに屈曲・よじれ、凝血塊による詰まりはないか

②排液ボトル
- 排液の色・性状・量に異常はないか。

③水封室
- 定量の滅菌蒸留水または生理食塩水が入っているか：滅菌蒸留水または生理食塩水が蒸発し、定量よりも少ないと設定吸引圧よりも弱くなります。
- 呼吸性移動があるか：呼吸に合わせて水位が上下していない場合、胸腔ドレーンの閉塞や屈曲の可能性があります。
- エアリーク（気泡）があるか：エアリークは気体が胸腔内から排出されているサインですが、持続している場合は胸腔ドレーン回路からの漏れの可能性があります。

④吸引圧制御ボトル
- 医師から指示された設定吸引圧であるか。
- 吸引圧を保つ定量の滅菌蒸留水または生理食塩水が入っているか。
- 気泡があるか（持続吸引の場合）：気泡がない場合は、胸腔ドレーンの閉塞・屈曲・圧迫の可能性があります。

○感染予防および合併症の早期発見
- 逆行性感染防止のため胸腔ドレーン内の排液を停滞させない。また、胸腔排液用装置（チェスト・ドレーン・バック）は患者の胸部より高くしない。
- 胸腔内の陽圧やドレナージ不良がある場合、皮下気腫や緊張性気胸を合併することがあります。そのため看護師は常にドレーンの閉塞や吸引状況を確認することが重要です。

○苦痛の緩和
- 胸腔ドレーン挿入部に疼痛がある場合は、医師の指示により鎮痛薬の投与を行います。
- 体動時に挿入部の上に手を当てることや、体を前屈させて挿入部の筋をゆるめる姿勢をとるなど、痛みの緩和に努めます。

# 第4章

## 4 ドレナージの引く力

体内の液体や固体は、①高低差、②機器による力、③毛細血管現象などにより移動します。

引く力は、管の太さや長さが関係します。それぞれの引く力の原理と違いをきちんと学ぶことが事故防止の第一歩です。ここでは、重力だけではない「陰圧」「機器の力」について説明します。

### ➕ 陰圧

携帯可能な器具によって吸引圧をかけ、血液や浸出液を吸引します。主な方法として、ゴム球により吸引ボトル内を陰圧にしてバルーンを膨張させ、バルーンが元に戻るときに生じる吸引圧により排液を排液ボトル内に吸引する原理を利用したもの（SBバック®など）や内蔵するスプリングの圧力で安定した低圧持続吸引を行うもの（J-VAC®サクションリザーバーなど）があります。貯留した血液や組織液を引く（吸引する）ことができます。これらを総称して、ポータブル低圧持続吸引システムといいます。

医師は、排液の量や性状により、引く力をどの程度にするかを考えます。看護師は、一定の時間ごとに排液の色と性状および量を観察し、回復の推移をアセスメントすることが必要です。

### ➕ 機械の力

持続吸引器は、陰圧により体内に貯留した気体や液体を積極的に体外にドレナージするために用いられる機器です。

吸引圧の設定や連続吸引と間欠吸引の選択ができます。また、間欠吸引の場合は吸引と休止の時間を設定することができます。

機器にはバッテリーが内蔵されており、移動も可能ですが、機器自体の重さがあるため専用のカートなど移動時の工夫が必要になります。

### ➕ 引く力の変化

○医師の指示により変更

引く力は、治療方針や回復過程に合わせて、医師の指示により変更することがあ

ります。医療チームの全員が、その変更の根拠や意義を確認し、正しく実施できるシステムづくりが必要です。

○患者要因による変化

　患者要因により引く力が変わる場合があります。たとえば患者の体位変換をしたことでドレーンの排液が促進したり、妨げられることがあります。

　また、患者がトイレや検査などに移動するときに、一時的に止めることもありますが、この引く力の変更をそのままにしてしまうと、適切なドレナージができず、アクシデントにつながります。

○引く力の観察ポイント

　ドレナージは、①どのような力で引くのか、②引く力は患者の生活行動に伴い変化していないか、③どのように変化させなければいけないのか、を常に観察し、アセスメントすることが必要です。

## 5 ドレーン挿入による患者への影響とケア

　ドレーン挿入によって、痛み、皮膚障害のほか、生活動作に伴う負担を伴うことがあります。

### ➕ 痛み

　ドレーン挿入部の痛み、固定や体動に伴うドレーンのずれによる痛み、不快感などが起こる場合は、患者の訴えを十分に聞き、患者に合った固定の工夫、体が楽になるような体位の工夫を行います。
　鎮痛薬を使用する場合は、使用前後の痛みの程度や効果に関するアセスメントを行います。

### ➕ 皮膚障害

　ドレーン挿入部からの出血や浸出液により皮膚障害を起こす可能性があります。特に膵液や胆汁などのアルカリ液である消化液をドレナージしている場合は、皮膚に付着し、疼痛やびらんなどの皮膚障害が起こりやすくなります。
　また、ドレーンが常に皮膚を刺激したり圧迫することで、皮膚障害を誘引することもあります。観察はもとより、ドレーン挿入部の周囲をドレッシング材で保護するなど、皮膚障害が起こる前に先制的なケアで予防していくことが大切です。

### ➕ 生活動作に伴う負担

　ドレーン挿入中の患者は、ドレナージ効果を促すための体位制限、ドレーンのルートおよび排液バッグの装着、機械の装着などによる行動の制限が起こります。
　患者は、ドレーンのルートを何かに引っかけたり、無理に引っぱらないように、常に注意をしていなければなりません。そのため生活の中でも不便さや負担を抱えることがあります。ドレナージの目的、生活動作時の注意点や予防策、また、どのようなことが危ないことにつながるのか、どのようなことがあれば看護師を呼ぶかなど、患者に説明しておくことが必要です。
　患者から、心配なことや困っていることなど、十分に話を聞き、原因を取り除くことができるように、その人に合った工夫をしていきます。

# 6 ドレナージによる排液の処理

## ✚ イン・アウトバランスの観察

　体液の量は点滴や飲水など入れたイン量（摂取量）と、排泄や出血などの出たアウト量（排泄量）のバランス（水分出納）を観察します。そのため、適切な時間間隔で量や性状を測定します。ドレナージによる排液・出血のほか、膀胱留置カテーテルで採尿バッグに貯まった尿も体外に出た体液の量として換算します。

　手術直後や排液の増量がある場合などでは、観察の時間間隔を短くし、変化を早期にキャッチすることが重要です。

## ✚ 排液バッグの感染管理

　ドレーンとチューブ、チューブと排液バッグの接続部は、感染源が体内に侵入するリスクが高い部位と考えられます。そのため、閉鎖式ドレナージのように、あらかじめドレーンと排液バッグをつなげ一体化していたり、接続部を覆うなどの工夫をして感染予防に努めている製品もあります。

　閉鎖式ドレナージでは、ドレーンの先端以外は、どこにも交通していないため、排液を捨てる出口もありません。この場合、排液量の変化がわかるように、排液バッグに油性ペンで排液量の印と確認時間を書いて、看護師間で排液量の変化がわかるようにしておくことが必要です。

　一方、排液を外に捨てることができる開放式の構造をもつ排液バッグもあります。膀胱留置カテーテルも同様の構造です。この場合は、まずドレーンからの排液量と性状を確認し、次に接触感染を防止するために、排液バッグの排出口が、ほかの部位に触れないようにして専用カップなどに捨てます。その後、排出口と排出口キャップを消毒しキャップを閉めます。排液のためにルートを閉じた場合は、排液処理の後に必ず持続吸引による陰圧を再度開始するなど、①開くこと、②適切な引く力にすること、を忘れてはいけません。

# 第4章

## 7 尿道カテーテル

### ✚ 尿道カテーテルの目的と種類

#### ○尿道カテーテルの目的
　病気や手術によって一時的に自分で排尿ができない場合、尿道カテーテルを使用し排尿を行います（導尿といいます）。尿道カテーテルは、尿道から膀胱までにカテーテルを挿入して、膀胱にたまった尿を排出させるものです（図4-18）。

#### ○尿道カテーテルの種類
　尿道カテーテルは目的により、いろいろな種類があります。また、カテーテルの形状や固さ、長さ、材質、付加機能などで特徴があります（表4-6）。

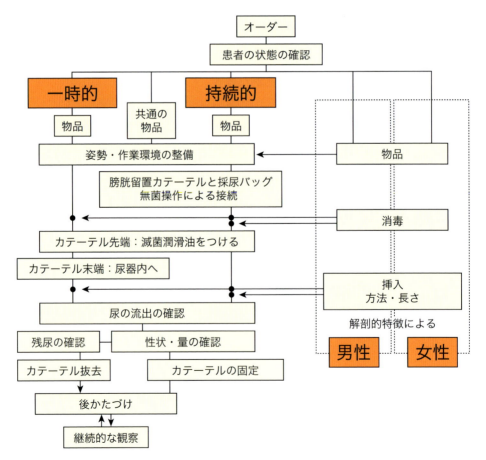

図4-18　導尿

# ドレーン・導尿・吸引

表 4-6　尿道カテーテルの種類と目的

| 種類 | 目的 | 特徴 |
|---|---|---|
| ネラトンカテーテル | 間欠的な導尿、採尿に用いる | ・留置のためのバルーンはない<br>・ゴム製シングルルーメン（内腔が1つ） |
| フォーリーカテーテル | 持続的に膀胱へ留置する場合に用いる | ・先端付近に留置のためのバルーンがある<br>・2ウェイカテーテル（バルーン用、排尿用）や3ウェイカテーテル（バルーン用、排尿用、注入用）がある |
| チーマンカテーテル | 尿道に挿入が困難な場合に用いる | ・フォーリーカテーテルに比較し、先端が湾曲しコシがあり、挿入ガイドになる |
| ヘマチュリアバルーンカテーテル | 経尿道的前立腺切除術後の血尿が強く、凝血塊が膀胱内にある場合に用いる | ・カテーテルが金属ワイヤーで補強されているため、強く吸引しても内腔がつぶれにくく、凝血塊が除去できる |

○膀胱留置カテーテル

　膀胱留置カテーテルは、尿道カテーテルのうちで先に付いている小さなバルーンを膨らませることにより膀胱に固定できる構造になっているものです。

　また、膀胱留置カテーテルにより排出された尿をためるバッグを「採尿バッグ」と呼びます（図4-19）。

## ✚ 導尿の方法による違い（一時的導尿、持続的導尿）

　導尿は、尿の排出のため膀胱に尿道カテーテルを挿入し、尿の排出を促すものですが、これには、一時的導尿（単に「導尿」とも呼ばれます）と持続的導尿（膀胱

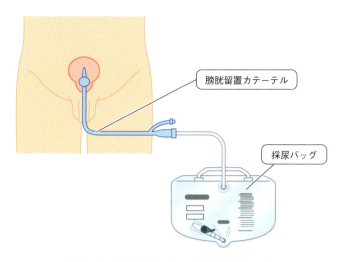

図4-19　膀胱留置カテーテルと採尿バッグ

留置カテーテルを用います）があります。
　どちらの方法を用いるかは、目的に応じて医師が指示を出します。

○一時的導尿と持続的導尿の相違点
　一時的導尿と持続的導尿には表4-7の相違点があります。

○一時的導尿と持続的導尿の共通点
①無菌操作
　尿道カテーテルの挿入は、攝子を使用せず滅菌手袋を装着して行うことが推奨されています。無菌操作で行うことは基本として変わりがありません。攝子を用いない理由は、尿道カテーテルを攝子で挟むことで、カテーテルやバルーンを破損してしまう事故が多く報告されているためです。
　男性と女性の解剖学的違いを考慮し、無菌操作で行うための物品や手順を事前に確認してから実施することが重要です。
②禁忌
　前立腺肥大症、経尿道的手術の既往のある患者、前立腺全摘出術後の器質的尿道狭窄のある患者の尿道への尿道カテーテル挿入は禁忌です。
　必ず患者の既往を確認することが必要です。
③アナフィラキシーの症状への対応
　天然ゴム製の尿道カテーテルでは、アナフィラキシーの症状を起こす場合があります。
　また、尿道カテーテル挿入時の消毒は、外陰部（外性器）の皮膚消毒の適用のあ

表4-7 一時的導尿と持続的導尿の相違点

| | 一時的導尿 | 持続的導尿 |
|---|---|---|
| 目的 | 排尿機能が障害されている対象（神経障害、器質障害など）、陰部に創傷があり尿汚染を回避する場合、膀胱内の尿を検査する（検体提出、残尿測定）場合に用いる | 排尿機能が障害されている対象（神経障害、器質障害など）、陰部に創傷があり尿汚染を持続的に回避する場合、また、重症患者の水分出納の管理が必要な場合に用いる |
| 膀胱内の様子（イメージ） | 一時的 | 留置 |
| 固定 | 固定はない | カテーテルを膀胱に挿入した後に、膀胱内でバルーンを膨らまして固定する |

る0.02％グルコン酸クロルヘキシジンや、粘膜への適用がある0.02〜0.05％塩化ベンザルコニウム、10％ポビドンヨードなどが使用されていますが、これらによる皮膚粘膜のアナフィラキシー症状を起こす場合もあります。

　それらに対応するために、あらかじめ素材に対するアレルギーの有無をたずねるとともに、症状がみられた場合には、すぐに使用を中止します。また、医師に報告し、適切な対応をする必要があります。

## ➕ 一時的導尿

○準備

①情報収集

・既往の有無（禁忌事項の確認）、導尿経験の有無、消毒薬アレルギーの有無。
・水分摂取の状況、発汗の状況、最終排尿時間、腹部膨満感の有無、尿意、膀胱部の緊張、残尿感の有無。
・バイタルサイン。

②患者と家族への説明

・患者の氏名の確認により本人確認を行います。
・羞恥心を伴う処置のため心理面に配慮します。
・導尿の必要性と方法を説明し同意を得ます。

③必要物品の準備

・導尿は一時的であるため、できるだけ細い外径のカテーテルを使用します。
・羞恥心を伴う処置であるため、とどこおりなく終了できるように、準備を万全に

行います。
- **必要物品**：ネラトンカテーテル（10～14 Fr）、滅菌手袋、消毒薬、消毒綿球または消毒綿棒、潤滑剤、攝子、防水シーツ、尿器、タオルケット、バスタオル、感染防護用具、滅菌カップ（細菌検査のある場合）、清拭タオル。

④患者と物品を整える
- 十分なスペースとプライバシーが確保された部屋を準備します。
- 患者に円背や下肢硬縮がある場合はクッションなどで安楽な姿勢を整えます。
- カーテンやスクリーンを利用して羞恥心へ配慮をします。
- 看護師は手洗い後、感染防護用具を着用します。
- 患者の腰部から膝までの下に防水シーツを敷きます。
- 患者には仰臥位になってもらい、上着を腰まで上げ、バスタオルやタオルケットを使用し、下半身の露出を避けながら下着を脱いでもらいます。
- 女性は両膝を立てて足を開いてもらいます。
- 男性は足を伸ばしたまま力を抜いてもらいます。両側を伸ばすと腰部に負担を感じる人は、看護師の反対側の片膝を立てると楽になります。
- 陰部が汚れている場合は、陰部洗浄を実施後に行います。
- 導尿しやすいように物品を配置します。このとき、排尿された尿が入る尿器を患者の股間の近くに置きます。

○実施
- 導尿の手順を表4-8に示します。
- 導尿時に一気に多量な排尿がみられた場合、急激な腹圧の変動によりショックを起こす可能性があります。その場合は、導尿を一時中断し、バイタルサインを測定して、医師へ報告します。

○実施後のケアと後かたづけ
- 陰部を清拭タオルで拭き取ります。
- 処置が終了したことを患者に伝えます。
- 消毒や排尿により身体が汚染されている場合は清拭タオルで拭き取り、衣服を整えます。
- 使用した物品をかたづけます。
- 尿器はカバーなどを用いて見えないように運びます。
- 実施後数時間は尿道口や腹部に痛みがないか、排尿時に出血はないかを確認します。

# ドレーン・導尿・吸引

○観察
①尿量
②尿の性状
・淡黄色～黄色、透明：正常
・赤色、褐色：腎臓や尿路に異常（糸球体腎炎、尿管結石、尿管腫瘍、腎腫瘍）

表4-8 導尿の手順

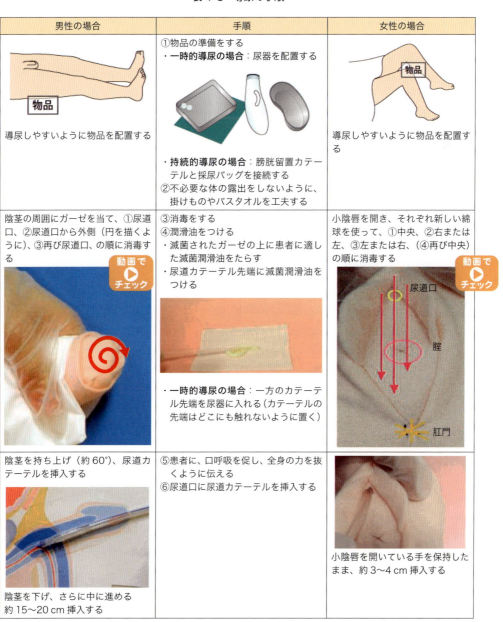

| 男性の場合 | 手順 | 女性の場合 |
|---|---|---|
| 導尿しやすいように物品を配置する | ①物品の準備をする<br>・一時的導尿の場合：尿器を配置する<br>・持続的導尿の場合：膀胱留置カテーテルと採尿バッグを接続する<br>②不必要な体の露出をしないように、掛けものやバスタオルを工夫する | 導尿しやすいように物品を配置する |
| 陰茎の周囲にガーゼを当て、①尿道口、②尿道口から外側（円を描くように）、③再び尿道口、の順に消毒する | ③消毒をする<br>④潤滑油をつける<br>・滅菌されたガーゼの上に患者に適した滅菌潤滑油をたらす<br>・尿道カテーテル先端に滅菌潤滑油をつける<br>・一時的導尿の場合：一方のカテーテル先端を尿器に入れる（カテーテルの先端はどこにも触れないように置く） | 小陰唇を開き、それぞれ新しい綿球を使って、①中央、②右または左、③左または右、（④再び中央）の順に消毒する |
| 陰茎を持ち上げ（約60°）、尿道カテーテルを挿入する<br>陰茎を下げ、さらに中に進める 約15～20cm挿入する | ⑤患者に、口呼吸を促し、全身の力を抜くように伝える<br>⑥尿道口に尿道カテーテルを挿入する | 小陰唇を開いている手を保持したまま、約3～4cm挿入する |

つづく

7 尿道カテーテル

(表 4-8 つづき)

| 男女共通の手順 |
|---|
| ⑦尿の流出の確認をする<br>⑧残尿の確認のため、恥骨部を軽く圧迫する<br>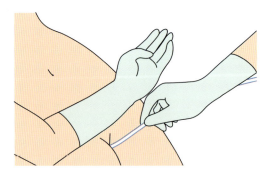<br>・恥骨上部を軽く圧迫をし、残尿を確認する<br>・指先は陰部に触れた可能性があるので、圧迫には手首を使う。もう片方の手でカテーテルを保持する<br>・カテーテルを保持した手に力を入れすぎると、尿の流出を止めてしまうので注意する<br>⑨尿道カテーテルを抜去もしくは固定し管理する<br>・**一時的導尿の場合**：尿道カテーテルを抜去する<br>・**持続的導尿の場合**：バルーンに注射器で滅菌蒸留水を注入し固定する（**表 4-7 参照**）。ラインを適切な位置にして、ベッドサイドに採尿バッグをかける |

- コーラ色、赤ワイン色：溶血性貧血
- 乳白色（膿の侵入）：尿路感染症
- 浮遊物・混濁：尿路感染症

③尿道カテーテルの屈曲や閉塞の有無
④尿道口からの尿漏れの有無

○記録

- 実施時刻、尿道カテーテルのサイズ、尿量、尿の性状、におい、残尿感、痛みを記録します。また、実施後数時間の痛み、出血についても記録します。

## ➕ 持続的導尿（膀胱留置カテーテルの挿入）

○準備

①情報収集

- 基本的には一時的導尿と同じです。
- 既往の有無（禁忌事項の確認）、導尿経験の有無、消毒薬アレルギーの有無。
- 水分摂取の状況、発汗の状況、最終排尿時間、腹部膨満感の有無、尿意、膀胱部の緊張、残尿感の有無。

- バイタルサイン。

②患者と家族への説明
- 基本的には一時的導尿と同じです。
- 患者の氏名の確認により本人確認を行います。
- 羞恥心を伴う処置のため心理面に配慮します。
- 導尿の必要性と方法を説明し同意を得ます。

③必要物品の準備
- 導尿は持続的であるため、尿道口に適した外径の膀胱留置カテーテルを使用します。
- 羞恥心を伴う処置であるため、とどこおりなく終了できるように準備を万全に行います。
- 膀胱留置カテーテルは目的（導尿または止血）および材質（ラテックスまたはシリコンなど）などにより選択します。
- 膀胱留置カテーテル挿入には滅菌水溶性の潤滑剤を使用します。まれにカテーテルの素材や対象への考慮として局所麻酔薬入り滅菌ゼリー（リドカイン塩酸塩ゼリー）を使用することもあります。ただし、リドカイン塩酸塩（キシロカイン®）は薬剤のためアナフィラキシーを起こす可能性があり、十分に注意して使用します。
- 膀胱留置カテーテルのバルーンに入れる固定水は必ず滅菌蒸留水を使用します。
- **必要物品**：膀胱留置カテーテル（フォーリーカテーテル、14〜16 Fr）、採尿バッグ、滅菌蒸留水入り注射器、滅菌手袋、消毒薬、消毒綿球または消毒綿棒、潤滑油、攝子、防水シーツ、タオルケット、バスタオル、感染防護用具、清拭タオル。

④患者と物品を整える
- 基本的には一時的導尿と同じです。
- 十分なスペースとプライバシーが確保された部屋を準備します。
- 患者に円背や下肢硬縮がある場合はクッションなどで安楽な姿勢を整えます。
- カーテンやスクリーンを利用して羞恥心へ配慮します。
- 看護師は手洗い後、感染防護用具を着用します。
- 患者の腰部から膝までの下に防水シーツを敷きます。
- 患者には仰臥位になってもらい、上着を腰まで上げ、バスタオルやタオルケットを使用し、下半身の露出を避けながら下着を脱いでもらいます。
- 女性は両膝を立てて足を開いてもらいます。
- 男性は足を伸ばしたまま力を抜いてもらいます。両側を伸ばすと腰部に負担を感じる人は、看護師の反対側の片膝を立てると楽になります。
- 陰部が汚れている場合は陰部洗浄を実施後に行います。

・膀胱留置カテーテルを挿入しやすいように物品を配置します。

○実施
・導尿の手順を表4-8に示します。
・導尿時に一気に多量な排尿がみられた場合、急激な腹圧の変動によりショックを起こす可能性があります。その場合は導尿を一時中断し、バイタルサインを測定して、医師へ報告します。
・確実な無菌操作のため、実施者と介助者の2人で行うことが望まれます。

○カテーテルの固定
・陰部を清拭タオルで拭き取ります。
・膀胱留置カテーテルをテープで固定します。
①男性の場合
・固定は腸骨稜に沿って腹壁にゆとりをもたせて行います。
・陰茎を下げて固定すると、陰嚢各部に血行障害による潰瘍ができる恐れがあるため注意します。
②女性の場合
・固定は大腿内側にゆとりをもたせてします。
・腹部に固定すると、会陰部に圧力が加わり潰瘍や会陰裂傷を起こす恐れがあるため注意します。

○実施後のケアと後かたづけ
・膀胱留置カテーテルのバルーン注入口に注入した滅菌蒸留水の量を記録しておきます。
・処置が終了したことを患者に伝えます。
・消毒や排尿により身体が汚染されている場合は清拭タオルで拭き取り、衣服を整えます。
・使用した物品をかたづけます。
・採尿バッグは、膀胱の高さより下に保ち、床に置かないなどの注意が必要です。

○観察
①尿量
②尿の性状
・淡黄色～黄色、透明：正常
・赤色、褐色：腎臓や尿路に異常（糸球体腎炎、尿管結石、尿管腫瘍、腎腫瘍）

- コーラ色、赤ワイン色：溶血性貧血
- 乳白色（膿の侵入）：尿路感染症
- 浮遊物・混濁：尿路感染症

③膀胱留置カテーテルの屈曲や閉塞の有無
④尿道口からの尿漏れの有無
⑤尿道口・固定用テープ貼布部の皮膚の炎症や潰瘍の有無

○記録
- 実施時刻、膀胱留置カテーテルのサイズ、バルーンへの滅菌蒸留水注入量、尿量、尿の性状、におい、残尿感、痛み、尿の流出状態を記録します。また、実施後は脚部や尿道口の痛み、違和感の有無を記録します。

○日常のケア
- 膀胱留置カテーテルが留置されている間は、感染防止のために陰部洗浄を行います。
- 尿検体を採取する際は、採尿バッグのサンプリングポート（採尿ポート）を消毒して注射器で吸引するなど、無菌的に行います。
- 患者に腹部や尿道口に違和感や痛みが出現した場合は、すぐに看護師に伝えるように説明します。
- 飲水制限がない場合、十分な水分摂取を促します。
- 採尿バッグは外から尿が見えないようにカバーなどで覆い、患者の羞恥心へ配慮します。

○カテーテルの抜去
- 膀胱留置カテーテルの留置は必要な期間のみとし、可能であれば、できるだけ早い抜去（24時間以内が望ましい）を行います。
- 抜去は医師の指示を確認して実施します。

①情報収集
- 水分出納のバランスが十分であることを確認する。

②患者と家族への説明
- 患者の氏名の確認を行います。
- 患者へ抜去の必要性と方法を説明し、同意を得ます。
- 羞恥心を伴う処置のため心理面に配慮します。

③必要物品の準備
- **必要物品**：処置用シーツ、手袋、注射器、ティッシュペーパー、清浄綿または清

拭タオル、廃棄用ビニール袋。

④患者と物品を整える
- 基本的には挿入時と同じです。
- 十分なスペースとプライバシーが確保された部屋を準備します。
- 患者に円背や下肢硬縮がある場合は、クッションなどで安楽な姿勢を整えます。
- カーテンやスクリーンを利用して羞恥心へ配慮します。
- 看護師は手洗い後、感染防護用具を着用します。
- 患者の腰部から膝までの下に処置用シーツを敷きます。
- 患者には仰臥位になってもらい、上着を腰まで上げ、バスタオルやタオルケットを使用し、下半身の露出を避けながら下着を脱いでもらいます。
- 女性は両膝を立てて足を開いてもらいます。
- 男性は足を伸ばしたまま力を抜いてもらいます。両側を伸ばすと腰部に負担を感じる人は、看護師の反対側の片膝を立てると楽になります。
- 膀胱留置カテーテルを抜去しやすいように物品を配置します。

⑤実施
- 看護師は手指消毒をし、感染防護具を装着します。
- 抜いた膀胱留置カテーテルを廃棄するためのビニール袋を患者の足元に準備します。
- 膀胱留置カテーテル内の尿を採尿バッグ内に誘導し流しておきます。
- 膀胱留置カテーテルを固定しているテープを、ていねいにはがします。このとき、皮膚を下に押すようにし、ゆっくりはがします。
- 膀胱留置カテーテルのバルーンの注入口に注射器を差し込み、滅菌蒸留水が自然に抜水するのを待ち、注射器の内筒が止まったら、注入口に記載されているバルーンの容量の滅菌蒸留水を、すべて抜きます。
- 患者に口呼吸を促し、膀胱留置カテーテルを抜くことを伝えます。
- 陰部をティッシュペーパーで押さえ、膀胱留置カテーテルを静かに引き抜き、廃棄用ビニール袋に入れます。
- 陰部の汚れを拭き取ります。
- 患者の寝衣・寝具を整えます。
- 抜去した物品は感染性廃棄物として処理します。
- 患者に抜去後6時間経過しても排尿がない場合は、ナースコールをするように説明します。
- 臥床が続いた患者では、トイレ歩行のために立位が可能かどうかなどの確認をします。

⑥記録
・膀胱留置カテーテルを抜去した時間、処理した尿量などを記録します。

○膀胱留置カテーテルのバルーンの安全管理

　膀胱留置カテーテルにおける**バルーンの事故**には、①バルーン部分の劣化による破損、②バルーン部分やカテーテル部分の破損による固定水の漏れ、③留置の際に尿の流出を確認せず（膀胱に達していない）バルーンを拡張したことによる尿道損傷、④患者が自分でカテーテルを抜去してしまうことに起因した尿道損傷、など医療機器の安全使用についての報告があります。

　こうした事故を予防し、安全に管理するためには、①ラテックス製の膀胱留置カテーテルの挿入時は付属の水溶性の潤滑剤を使用すること（ワセリンなどを含む軟膏剤やオリーブ油の油脂がバルーン部分に付着するとラテックスが劣化し、バルーンが破損する恐れがある）、②カテーテルやバルーンが破損して固定水が漏出することを回避するために攝子を使用しないこと、③挿入時に尿の流出を確認してからバルーンを膨らませること、などが重要です。

○感染予防

・膀胱留置カテーテル挿入後は、感染予防のために、尿道口や膀胱留置カテーテル、採尿バッグを清潔に管理します。
・膀胱留置カテーテル挿入中の患者が歩行する場合は、採尿バッグは膀胱の位置より常に下にして排尿の逆行を防ぎます。
・採尿バッグは床に置くことないように、ベッドの柵やフレームへ留め具を使用し固定します。
・患者が歩行する場合は、点滴スタンドなどを利用し、常に採尿バッグの位置が膀胱より下になるように工夫します。
・患者が排尿バッグを点滴スタンドにかけて移動する場合、移動時や体動時における注意点を十分に説明し、患者自身で管理ができるようにします。
・膀胱留置カテーテルを長期に使用していることで、周囲の筋がゆるんで感染源が入りやすくなることがあります。そのため、尿道口の粘膜の観察を行い、洗浄や消毒により清潔を保ちます。

# 第4章

## 8 吸引カテーテル

### 吸引とは

#### ○吸引の目的

機能低下や機能障害のある患者は、自力で鼻水・唾液などの粘液や異物を喀出できない状態になる場合があります。そのまま自力で喀出ができないことが続くと、呼吸困難、窒息、肺炎などの感染症の原因となります。

そこで、気道内に貯留した粘液や異物に対し、カテーテルを挿入し吸引圧をかけることで除去し、気道を確保する方法が「吸引」です。

吸引は、患者にとって苦痛を伴うとともに多くのリスクにつながる侵襲性の高い技術であり、安全と安楽に留意し、正確な手技で実施することが必要です。

#### ○吸引の種類

吸引には、①鼻の穴から吸引カテーテルを入れる**鼻腔内吸引**、②口に吸引カテーテルを入れる**口腔内吸引**、③人工気道を含む気道から吸引カテーテルを入れる**気管吸引**があります。

### 必要性の判断

吸引は、患者の呼吸状態に応じて患者の同意のもとに行います。

また、時間を決めて定期的に吸引するのではなく、必要なときに観察に基づくケアとして実施します。

#### ○吸引が必要となるとき

- ナースコールによる（本人からの希望がある）。
- 患者の表情により、その要望を把握する。
- 呼吸時に異音が聞こえる（ゴロゴロ、ヒューヒューなど）。
- 胸を触ると震動音がする。
- 呼吸器のアラームが鳴る（気道内圧の上昇）。
- 経皮的動脈血酸素飽和度（$SpO_2$）の低下がみられる。

#### ○吸引が必要となる病態と疾患

- **嚥下障害、嚥下反射が弱い**：脳外傷・脳血管障害・低酸素血症による重度の脳障

## コラム　酸素化の指標

### $SaO_2$（動脈血酸素飽和度）
　$SaO_2$とは、動脈血中の総ヘモグロビンのうち、酸素と結合したヘモグロビンが占めている割合のことです。$SaO_2$をみることで、体内の酸素の供給量を知ることができます。
　$SaO_2$は動脈血を採血して値を出します。

### $SpO_2$（経皮的動脈血酸素飽和度）
　$SpO_2$は動脈血中のヘモグロビンの何％が酸素を運んでいるか、$SaO_2$を経皮的に測定した値です。パルスオキシメーターという装置を用いて簡便に測定できます。

〈経皮的動脈血酸素飽和度（$SpO_2$）の基準値〉
・$SpO_2$ 96％以上：正常値
・$SpO_2$ 95％未満：呼吸不全の疑いあり
・$SpO_2$ 90％未満：在宅酸素療法の適用

　血液中の酸素はヘモグロビンによって運ばれます。肺疾患がある人や高齢の人では$SpO_2$が90％から95％でも呼吸苦を感じない人もいます。
　基準値はあくまでも目安であるため、患者の全身状態を統合してアセスメントすることが重要です。

### $PaO_2$（動脈血酸素分圧）
　$PaO_2$は動脈血中の酸素分圧を表した値です。
　$PaO_2$によって$SaO_2$が決められ、これは「酸素解離曲線」で表すことができます。つまり血液ガス分析をしなければわからない$PaO_2$を$SpO_2$の値から推測することができます。

### 酸素解離曲線
　動脈血液を検体としたときの酸素分圧（$PaO_2$）と、動脈血酸素飽和度（$SaO_2$）の関係は下の図のようになります。
　$PaO_2$が上昇すると$SaO_2$もそれに合わせ上昇しています。つまり$PaO_2$と$SaO_2$は相関関係にあるといえます。そのことから、$SpO_2$の値から$PaO_2$のおおよそを推測することができます。
　ただし、大気中酸素濃度21％、pH 7.4、$PaCO_2$ 40 Torr、体温37℃という条件のもとであり、この条件から大きく差があると当てはまらなくなります。

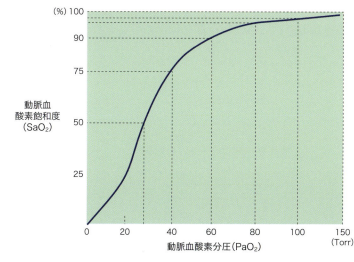

| $PaO_2$ (Torr) | $SaO_2$ (%) |
|---|---|
| 10 | 13 |
| 20 | 35 |
| 30 | 57 |
| 40 | 75 |
| 50 | 85 |
| 55 | 88 |
| 60 | 90 |
| 70 | 93 |
| 80 | 95 |
| 90 | 97 |
| 100 | 98 |

酸素解離曲線

害、遷延性の意識障害、高度脳発達障害のある先天性疾患、脳性麻痺の重症心身障害児などで、嚥下障害、嚥下反射が弱く反射的な嚥下や咳き込みが困難な場合。
・**一次的な嚥下・呼吸機能の障害がある**：脳梗塞、脳出血、進行期のパーキンソン病、筋委縮性側索硬化症（ALS）などの神経筋疾患を有し一次的な嚥下・呼吸機能の障害がある場合。
・**二次的な嚥下・呼吸機能の低下がある**：寝たきりの高齢者、神経筋疾患以外の症例に伴う全身の運動機能の低下とともに二次的な嚥下・呼吸機能の低下がある場合。
・**そのほか**：治療的鎮静下で気管挿管により嚥下や咳き込みが困難な場合。

○吸引の適応となる状態
①聴診で、気管周囲に断続性ラ音が認められ、かつ患者が自力で喀出できない場合。
②口腔内や気管に分泌物が多く認められる場合。
③喀痰検査のサンプルを採取する場合。
⑦人工気道（気管切開、気管挿管など）を行っている場合。

## 吸引カテーテルの種類

吸引カテーテルには、先端の側孔、太さ、形、長さ、機能など、様々な種類があります。また、吸引カテーテルのサイズに応じてアダプターの色に違いがあります。看護師は、吸引部位や患者の体型などにより、適切な吸引カテーテルを選択します。

○吸引カテーテルの先端の違い
　吸引カテーテルの先端の形状には、様々なものがあり、それぞれ特徴があります（表4-9）。

表 4-9　吸引カテーテルの先端例

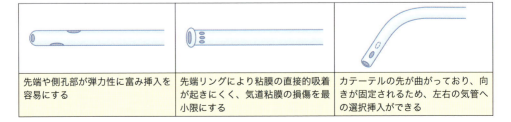

| 先端や側孔部が弾力性に富み挿入を容易にする | 先端リングにより粘膜の直接的吸着が起きにくく、気道粘膜の損傷を最小限にする | カテーテルの先が曲がっており、向きが固定されるため、左右の気管への選択挿入ができる |

表4-10 吸引圧の調節バルブの種類

| 種類 | 特徴 | 形状 |
|---|---|---|
| コネクタータイプ | 吸引圧を中断する場合は、矢印部分を親指で折り曲げる<br>押さえていた親指を離すと吸引圧がかかる | 患者側／吸引器側 |
| 調節バルブタイプ | 親指で矢印の調節バルブをふさぐと吸引圧があがる<br>開放すると吸引が中断する | 患者側／吸引器側 |

表4-11 吸引カテーテルのカラーコードの例

| サイズ | | カラーコード | アダプターの色 |
|---|---|---|---|
| 2.0 mm | 6 Fr | ライトグリーン | |
| 2.67 mm | 8 Fr | ライトブルー | |
| 3.33 mm | 10 Fr | ブラック | |
| 4.0 mm | 12 Fr | ホワイト | |
| 4.67 mm | 14 Fr | グリーン | |
| 5.33 mm | 16 Fr | オレンジ | |

○吸引圧の調節バルブの違い

　吸引圧の調節バルブには、コネクタータイプ、調節バルブタイプなどがあり、それぞれ操作のしかたが異なります（表4-10）。

○吸引カテーテルのカラーコード

　吸引カテーテルは、そのサイズでアダプター部分がカラーコードによって色分けされています（表4-11）。

## ✚ 吸引カテーテルの引く力

　口腔内吸引、鼻腔内吸引、気管吸引は、カテーテルによる刺激や吸引時の圧によって、患者に苦痛や不快感が伴います。吸引の技術は、迅速かつ効率的に、また

表 4-12　吸引圧の基本と mmHg と kPa の換算

| 基本 | mmHg | kPa |
|---|---|---|
| ・吸引圧＝－150 mmHg（－20 kPa）<br>・1 回の吸引＝10 秒以内<br>・1 [mmHg]＝0.13332 [kPa] | 50 | 7 |
| | 100 | 13 |
| | 150 | 20 |
| | 200 | 26 |
| | 250 | 33 |
| | 300 | 39 |
| | 350 | 46 |

安全に実施することが重要です。
　患者に吸引をする前には、必ず吸引器の吸引圧の確認を行います（表 4-12）。

○吸引圧
　吸引圧は成人では、－150 mmHg（－20 kPa）前後に設定します。
　吸引圧が高いと気道粘膜の損傷や出血を起こす可能性があります。

○吸引時間
　1 回の吸引は 10 秒以内で終了するようにします。吸引をしている間は、分泌物と一緒に気管内の空気も吸引され、患者が呼吸できない状態になっています。そのため、吸引が長引くことで、低酸素血症や肺胞虚脱（主に気管吸引）、動脈血酸素飽和度（$SaO_2$）の低下を起こすこともあります。
　また、短い時間であっても患者の状態によっては、低酸素状態、肺胞虚脱を起こす場合があります。患者が呼吸苦を訴えた場合には吸引を中止し、呼吸状態の観察を行い、改善がなければ、ほかの看護師に協力を求め、医師とともに、まず呼吸状態の改善を優先します。

## 喀痰の観察

　正常な喀痰の性状は、やや粘り気があり無色透明〜白色で無臭です（表 4-13）。
　**粘性で黄色〜緑色の喀痰**：細菌に感染している可能性があります。
　**血の混じった喀痰**：少量であれば粘膜の損傷部位からの出血が考えられます。しかし、出血が多量であったり、さらさらしている血液が吸引できる場合は緊急を要する出血の可能性があり、呼吸状態の観察やバイタルサインの測定を行い、医師へ報告することが必要です。
　**粘性が高く硬い喀痰**：体内の水分が不足している可能性があります。

表 4-13　喀痰の観察

| 正常/異常 | 性状 | 疑い |
|---|---|---|
| 正常 | 無色透明～白色で無臭 | — |
| 異常 | 粘性で黄色～緑色 | 細菌感染の疑い |
| | さらさらした血液 | 出血の疑い |
| | 粘性が高く硬い | 脱水の疑い |

　このように吸引は喀痰の性状によって患者の体の中の状態や疾患を判断できる技術でもあります。
　たとえばこのようなとき、どうしますか？

　この 3 日間、ゴロゴロと咽頭で痰のからむ音がしているが、自力で喀出できず、吸引しても引けない。口の中もねばついている。

　これは、粘稠な痰のため自力で喀出できない状態と考えられます。こうした場合は、吸引圧を無理に上げてはいけません。気道をネブライザーなどで加湿したり、水分出納を確認し、水分補給を十分に行います。その後、喀痰を誘導するためのハッフィング（ゆっくりと大きく息を吸い込み、声を出さず「ハッハッハッ」と強く、早く息を吐き出します。これを 4～5 回くり返し、その後に咳をして痰を出します）などを行いながら喀痰を促してから吸引を試みましょう。

## ✚ 吸引によるリスク

　吸引は、患者にとって、とても侵襲性が高く、非常に苦痛を伴う処置です。また、吸引処置による様々な合併症が起こる可能性があります。そして、処置中に徴候がみられなかった場合でも、処置後に急変という可能性もあります。
　吸引による身体への影響によって低酸素や出血、迷走神経の刺激によって不整脈や血圧低下、頭蓋内圧の亢進なども起こる危険があります。
　このため、看護師は吸引によるリスクを十分理解しながら、その必要性の判断を行うことが必要です。

○病態の悪化リスク
　原則的には禁忌とはなりませんが、低酸素血症など表 4-14 にあげられた病態は十分に注意する必要があります。

表 4-14 注意する必要のある病態

| 病態 | 内容 |
|---|---|
| 低酸素血症 | ・人工換気で PEEP（呼気終末陽圧換気）を行わなければならない状態<br>・吸入酸素濃度を100％にしないと、酸素化が維持できない状態<br>・抗不整脈薬・昇圧薬などの循環作動薬を多く必要とする状態 |
| 出血傾向 | 血栓溶解薬投与中、重度の肝機能障害、DIC など、小さな刺激でも容易に出血する可能性がある状態 |
| 頭蓋内圧亢進症状 | 脳梗塞、クモ膜下出血、頭蓋内出血など、頭蓋内圧が亢進していると考えられる状態 |

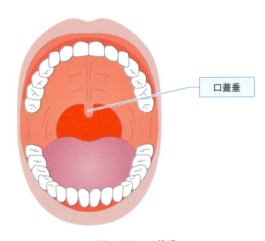

図 4-20 口蓋垂

○刺激による出血・嘔吐リスク

　吸引カテーテルの不適切な操作により、気道の粘膜は細かい血管が傷つき出血する場合があります。また、吸引カテーテルの挿入深度を誤ったり、口蓋垂（図 4-20）を刺激すると嘔吐の誘発や粘膜損傷による出血などを伴います。

　特に口腔内での悪心は飲食物の逆流をもたらし、誤嚥性肺炎の原因にもなります。そのためにも吸引は食事の前に行う必要があります。

　**吸引カテーテルを挿入する長さの目安**：口腔内が 10～12 cm、鼻腔内が 15～20 cm、気管チューブ内が 12～15 cm ですが、人それぞれ体格が異なるので、患者に合わせて挿入します。

○操作・手技による感染リスク

　上気道（口腔、鼻腔、咽頭、喉頭）には常在菌や弱毒菌が存在しています。そのため口腔内吸引・鼻腔内吸引では、清潔操作を遵守します（図 4-21）。

　下気道は無菌状態のため、気管吸引は無菌操作が必要です。また、気道は一度感染を起こすと難治性であり、呼吸困難の悪化や、時として死に至ることもあります。したがって、吸引カテーテルの無菌操作に加え、看護師の徹底した滅菌・清潔の手

# ドレーン・導尿・吸引

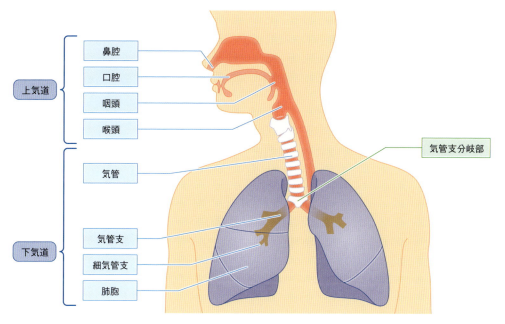

図4-21　上気道と下気道

技・管理もしっかりと行う必要があります。
　吸引カテーテルは基本的にディスポーザブル（単回使用で再利用なし）とし、吸引後は感染性廃棄物として処理します。

## ✚ 吸引の実際

### ○準備
#### ①情報収集とアセスメント
　出血傾向、頭蓋内圧亢進症状の有無、痰の性状・量・色、肺副雑音、喘鳴、呼吸苦、自力喀出の状態、$SpO_2$、バイタルサイン、発熱、疼痛、チアノーゼ、意識レベル、めまいの有無により、以下のアセスメントを行います。
・分泌物の貯留部位や程度
・気道分泌物の排出能力を低下させる危険因子
・低酸素血症、高炭酸ガス血症の症状
・自力排痰能力などの喀出状況

#### ②患者と家族への説明
・患者氏名の確認を行います。
・吸引は苦痛を伴う技術のため、必要性と方法を十分に説明し、同意を得ます。

### ③口腔内吸引・鼻腔内吸引の必要物品の準備

　壁掛け式吸引器（吸引調節器、吸引ビン、連結チューブ）、吸引カテーテル（成人10〜14 Fr、40 cm 程度）、ディスポーザブル手袋、滅菌蒸留水または滅菌精製水、消毒用アルコール綿、滅菌カップ、ガーグルベースン、聴診器、処置用シーツ、パルスオキシメーター、ティッシュペーパーなどを準備します。

### ④気管カニューレ内吸引の必要物品の準備

　壁掛け式吸引器（吸引調節器、吸引ビン、連結チューブ）、吸引カテーテル（外径は気管チューブの内径の 1/2 以下、多孔式のもの。12 Fr または 14 Fr）、カフ圧計、ディスポーザブル手袋、滅菌蒸留水または滅菌精製水、消毒用アルコール綿、滅菌カップ、ガーグルベースン、聴診器、処置用シーツ、パルスオキシメーター、ティッシュペーパー、酸素流量計、酸素コルベン（加湿器）、酸素チューブ、ジャクソンリースまたはバッグバルブマスク、ディスポーザブルエプロンとマスクなどを準備します。

### ⑤患者と物品を整える

- 患者の襟元にタオルをかけます。
- 頭部に処置用シーツやタオルを敷き、仰臥位にします。口腔内吸引の場合には顔を横に向け、誤嚥を予防します。また、近くにガーグルベースンを用意しておきます。
- 吸引ビンに 100 mL 程度の水を入れます。
- 吸引器をセットし、圧ダイヤルを回し、吸引カテーテルを折り曲げたときや吸引圧の調節バルブで吸引を止めたときに、圧が上がるかどうか、作動状態の確認をします。
- 吸引カテーテルを折り曲げたまま、圧が−150 mmHg（−20 kPa）になるように圧ダイヤルを調整します。
- スタンダードプリコーションにしたがい、擦り込み式アルコール製剤で手指消毒後に、手袋・エプロン・マスク・ゴーグルを装着します。
- 気管吸引の場合は、滅菌手袋を装着します。
- 必要時は吸引前にネブライザーによる吸入や体位ドレナージ、スクイージングなどの呼吸理学療法を併用します。

### ○口腔内吸引・鼻腔内吸引の実施

①聴診、触診で気管内分泌物の貯留部位を確認します。
②吸引カテーテルの接続部を出して清潔操作で吸引器の連結チューブと接続します。
③吸引カテーテルをパックから取り出し、先端から 7〜10 cm のところを持ち、少量の水を吸って、すべりをよくしておきます。

④吸引カテーテルを折り曲げ、あるいは調節バルブを開放し、吸引圧がかからない状態で口腔内または鼻腔内へ、声をかけながら静かに挿入します。
⑤口腔・鼻腔の特徴に注意し、吸引カテーテル挿入の深さは、口腔が5～10 cm、鼻腔は15～20 cmを目安とします。
⑥吸引圧をかけて吸引カテーテルを親指と人差し指でくるくるとこすり合わせるようにしながら、少しずつ引き抜きます。
⑦1回の吸引は10秒以内を目安にします。
⑧患者の状態と自力での喀痰の状態を観察しながら、最小限の回数で実施します。
⑨引き出すたびに、吸引カテーテルの吸引器側から吸引孔に向かって消毒用アルコール綿で拭き、水を少量吸いあげます。消毒用アルコール綿で拭いたときは、アルコールが揮発した後に患者へ使用します。
⑩口腔と鼻腔を吸引する場合は、口腔を先に、次に鼻腔を吸引します。
⑪圧が低く吸引が十分にできない場合には、−200 mmHg（−26 kPa）程度まで圧を上げます。
⑫終了後は、水を吸い上げて吸引カテーテル内をきれいに流し、吸引圧を下げて、吸引カテーテルを吸引器の連結チューブから外し廃棄します（原則再利用はしません）。
⑬実施後は、聴診、触診で気管内分泌物の貯留が消失していることを確認します。また、呼吸循環状態が安定していることを確認します。

○気管チューブ内の吸引の実施
①2人1組で実施します。1人が吸引し、1人は換気介助役になります。
②聴診、触診で気管内分泌物の貯留部位を確認します。

### コラム　吸引前のバッグバルブマスクでの換気

　気管チューブ内の吸引では、分泌物だけではなく、気管内の酸素も吸引されるため低酸素血症を生じます。そのため吸引前に高い濃度の酸素を供給する方法があります。
　その方法には、人工呼吸器の酸素濃度を上げる方法、バッグバルブマスク（用手換気装置、酸素流量10～15L/分）を用いる方法などがあります。
　バッグバルブマスクなどでは、肺を過膨脹させることで胸腔内圧の上昇による血圧の低下や、気道内圧の上昇や肺傷害をきたす恐れがあります。そのため患者の酸素化が十分にされている場合は、バッグバルブマスクなどでの換気は必要でないこともあります。あるいは無気肺や分泌物が多く咳嗽が困難なのかなど、患者の酸素化の状態を検討する必要があります。
　このような判断のためにも、手技の根拠を明確にしておくことが必要です。

③気管チューブのカフ圧が 15～22 mmHg（20～30 cmH$_2$O）であることをカフ圧計で確認します。
④気管チューブ内の吸引の前に、口腔、鼻腔、カフ上部に貯留した分泌物の吸引を行います。
⑤吸引カテーテルと連結チューブを接続します。
⑥必要があれば、100%酸素で 30 秒以上、介助者によりバッグバルブマスクを用いた換気を行います。
⑦利き手で吸引カテーテルの先端からおよそ 5 cm のところを持ちます。
⑧吸引カテーテルに滅菌蒸留水を通し、湿らせてすべりよくするとともに、吸引圧が－150 mmHg（－20 kPa）程度であることを確認します。
⑨吸引前過換気を実施している場合、介助者は気管チューブが抜けないように患者の口元を押さえながら、バッグバルブマスクを外します。
⑩介助者が気管チューブを動かさないように保持したまま、吸引カテーテルを挿入します。
⑪吸引カテーテルをゆっくり挿入し、カテーテル先端が気管分岐部に当たらない位置まで挿入します。もし抵抗を感じた場合は吸引カテーテルを 1～2 cm 引き戻してから陰圧をかけはじめます。
⑫気管チューブ内の分泌物を取り除くため、親指と人差し指でくるくるとこすり合わせるようにしながら、少しずつ引き抜きます。
⑬吸引カテーテル挿入から引き抜きまでの 1 回の吸引操作は 15 秒以内にします。
⑭再度吸引が必要と判断した場合は、呼吸循環状態が安定していることをモニタリングや観察によりアセスメントします。
⑮複数回吸引する場合は、1 回吸引ごとに吸引カテーテル外側を消毒用アルコール綿で拭き取ります。吸引カテーテルの内腔は滅菌蒸留水を吸引しながら内腔の分泌物をできる限り除去してから、次の吸引を行います。
⑯使用する滅菌蒸留水は滅菌カップに入れ使用し、使用後は滅菌カップも含めて廃棄し、再利用は禁止とします。このとき、口腔内吸引・鼻腔内吸引に使用した水とは別にします。
⑰人工呼吸器を装着している場合は、人工呼吸器の回路を再接続し、設定やアラームおよび回路を確認します。
⑱終了後は、吸引カテーテルをまとめて握り、吸引カテーテルを包み込むように手袋を外し、手袋ごと破棄します。
⑲実施後は、聴診、触診で気管内分泌物の貯留が消失していることを確認します。また、呼吸循環状態が安定していることを確認します。

○後かたづけ
①吸引が終了したことを患者に伝えます。
②口や鼻の周辺が汚れている場合は、清拭タオルで拭き取ります。
③使用した物品をかたづけます。
④手洗いまたは擦り込み式アルコール製剤による手指消毒を行います。
⑤すぐに次の吸引ができるように、滅菌蒸留水などの補給や吸引ビン内汚物の破棄などをしておきます。

○観察と記録
・実施時刻、呼吸数、呼吸様式、胸郭の動き、皮膚の色、表情、副雑音の有無、経皮的動脈血酸素飽和度、動脈血液ガス分析の値、気道内分泌物の色・量・性状・におい、出血の有無、不整脈、血圧などを観察のうえ記録します。
・疼痛や呼吸困難の訴え、咳嗽力などを観察のうえ記録します。

○緊急時の対応
　吸引操作中に、口腔・鼻腔や気管内からの出血、低酸素状態、不整脈、呼吸停止、心停止、嘔吐など、何らかの異常が出現した場合は、すみやかに吸引処置を止め、100％酸素を供給するなど医師の指示のもと、緊急時の対応をします。一人での対応は難しいためすぐに看護師と医師の協力を求め、生命を守ります。患者は不安になるため、患者への適切な声かけをします。

**参考文献**
1) 香春知永，斎藤やよい：基礎看護技術；看護過程のなかで技術を理解する，改訂第2版，南江堂，2014．
2) 任和子，秋山智弥編：根拠と事故防止からみた基礎・臨床看護技術，医学書院，2014．
3) 永井秀雄，中村美鈴編：臨床に活かせるドレーン＆チューブ管理マニュアル，学研メディカル秀潤社，2011．
4) 小澤知子：ナビトレ新人ナースもも子と学ぶ急性期看護のアセスメント；「あと一歩」の実践力が身に付く！，メディカ出版，2011．
5) 内藤真知子，篠原一彦：胸腔ドレーンの固定方法に関する調査，人間工学，41（特別号）：98-99，2005．
6) 日本医療機能評価機構：移動時のドレーン・チューブ類の偶発的な抜去，医療事故情報収集等事業医療安全情報，No.85，2013．
7) 竹尾惠子：看護技術プラクティス，学習研究社，2003．
8) 坂本すが，井手尾千代美監修：完全版ビジュアル臨床看護技術ガイド，第3版，照林社，2015．
9) 日本呼吸療法医学会気管吸引ガイドライン改訂ワーキンググループ：気管吸引ガイドライン2013；成人で人工気道を有する患者のための，2013．
10) 日本医療機器テクノロジー協会安全性情報委員会：膀胱留置用ディスポーザブルカテーテルに関する安全性情報の提供について，2016．

## コラム　電動式低圧吸引器の操作

電動ポンプを用いた低圧持続吸引装置の操作は次のようなものである。

| 内部回路の接続 | | |
|---|---|---|
| ①保護扉を開き、ドレンタンクをセットする | ②吸引ポンプフィルターを接続する | ③バッグ接続チューブ、圧力センサフィルタをセットする |
| 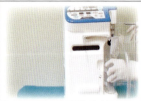 | 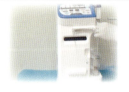 | 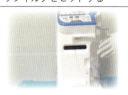 |
| ④排液バッグを接続する | ⑤ドレーンを接続する | ⑥電源を入れる |
| 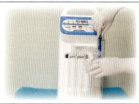 | 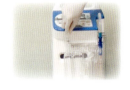 | 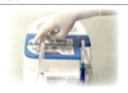 |
| 水封室の準備 | 吸引圧の設定 | 間欠吸引時間の設定 |
| 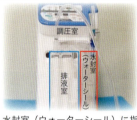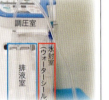 | 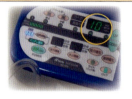 | 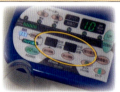 |
| 水封室（ウォーターシール）に指定量の滅菌蒸留水を入れる | | |
| 警報（警告音） | | |
| リーク警報 | 高陰圧警報 | ロック機能 |
| クレンメでチューブを止めて患者側からリークしている場所を確認する | 患者が咳き込んで警報が鳴っているのかなど症候によるものか、そのほかの理由なのかを確認する | 開始後は、設定を誤って変えないようにロックする |
| 注意点：①スタートボタンが自動で入るものもあるが、自動でない場合は、開始ボタンを忘れずに押す<br>　　　　②排液からの感染予防を行う | | |
| 排液 | | |
| 接続部に直接触れないように指定の方法で外す<br>　　　　　　　　　（悪い例） | | 蓋をする、凝固剤を入れるなど、感染源にならないように扱う |
| 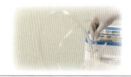 | 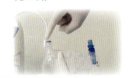 | 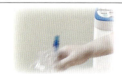 |

（メラサキューム®、映像協力：泉工医科工業　佐藤瑛広）

# 索 引

## 【あ】

アドヒアランス　83
アナフィラキシー　60
アルコール綿　22,27,50
アンプル　88,89,90
医師　81
痛み（ドレーンによる）　146
一時的導尿　149,150,151,154
一般用医薬品　82
医薬品　81,82
　　一般用——　82
　　医療用——　82
医療用医薬品　82
イン・アウトバランス　102,147
陰圧（ドレナージ）　144
インスリン注射　85,117,119
インスリン注入器　118,120
ウォーターシール法　140
エアリーク　142
エプロン　26,33,36,38
押し子（注射器）　84

## 【か】

外筒（注射器）　84
回復期保菌者　3
開放式ドレーン　128
開放式ドレナージ　129,130,131
ガウン　26,33,35
化学的消毒法　8
下気道　166,167
覚醒剤　82
喀痰　164,165
ガスケット　84
ガス法（滅菌法）　9
カテーテル　124
　　——チップ　84,85
　　穿刺針付き——　139
　　チーマン——　149
　　トロッカー——　139
　　尿道——　148,149
　　ネラトン——　149,152

フォーリー——　149,155
ヘマチュリアバルーン——　149
膀胱留置——　149,150,155
カニューラ（注射針）　84
加熱法（滅菌法）　9
カラーコード　86,163
　　——（注射針）　86
　　——（吸引カテーテル）　163
カリウム　67
環境感染　3
看護師　82
感受性（感染）　3
間接伝播　3
感染　2,3,110,125,137,143,159
　　——経路　2,3,5
　　——源　2,3
　　——性廃棄物　39
　　——の成立　3,4
　　——媒介者　4
　　——予防　2,4
　　環境——　3
　　機械的——　3
　　逆行性——　28
　　空気——　5
　　経産道——　3
　　経胎盤——　3
　　経母乳——　3
　　顕性——　3
　　咬傷——　3
　　食物——　3
　　塵埃——　3
　　水系——　3
　　性——　3
　　生物学的——　3
　　接触——　3,5
　　土壌——　3
　　媒介動物——　3
　　媒介物——　3
　　飛沫——　3,5
　　飛沫核——　3
　　不顕性——　3
　　母子——　3
機械的感染　3

173

気管チューブ　169
基準範囲　70
逆行性感染　28
吸引　160,165,167
　　──圧　164
　　──カテーテル　160,162,167
　　──時間　164
胸腔ドレナージ　139
胸腔排液用装置　139,140,141
共用基準範囲　70
記録　72
筋肉注射　94,95
空気感染　5
駆血　58
　　──時間　59
　　──帯　50,58,67
クラークの点　96
クリティカル（リスク分類）　9
クレンメ　103
経産道感染　3
経胎盤感染　3
経皮的動脈血酸素飽和度　161
経母乳感染　3
劇薬　82
血液学的検査　51
血液検査　51,52
血液検体　69,74
血液生化学検査　51,52
血液迷走神経反応　44
結紮固定　131,132
血中濃度　82
血沈　52
血糖値　120,122
健康保菌者　3
顕性感染　3
検体　69,74
懸濁製剤　117,118
口蓋垂　166
交差感染　12,21,59
咬傷感染　3
高水準消毒　8
向精神薬　82
呼吸性移動　142

個人防護具　26
固定　131,132,133,134
　　結紮──　131,132
　　ドレーン・チューブの──　133,134
　　膀胱留置カテーテルの──　156

【さ】

サージカルマスク　32
採血　42,50,57
　　──管　50,53,54,66
　　──管立て　50
　　──指示書　50
　　──部位　55,60
採尿バッグ　28,149,150
擦式手指消毒薬　50
酸素乖離曲線　161
サンプ型ドレーン　127
三方活栓　109,110
止血　68
自己検査用グルコース測定器　120
自己注射　117
姿勢（採血）　57
持続的導尿　149,150,151,154
四分三法　96
主作用　82
手指衛生　11
　　擦り込み式──　13
　　流水と石鹸による──　13
手術時の手洗い　12
受動免疫　3
上気道　166,167
照射法（滅菌法）　9
消毒　7,8,27,92
　　高水準──　8
　　中水準──　8
　　低水準──　8
消毒法　8
　　化学的──　8
　　物理的──　8
消毒薬　8,9,92
消毒用アルコール　60
消毒用アルコール綿　22,27,50

静脈注射　94,95,96
ショートベベル　49,84,86
食物感染　3
処方箋　79,81,92
シリンジ法　46,48
シリンジポンプ　105,108
塵埃感染　3
針管　84,85
真空採血法　46,48
診断的ドレナージ　126
人畜共通感染症　3
水系感染　3
水封法　140
水分出納　102,103
スタンダードプリコーション　5
スピッツ　50
擦り込み式手指衛生　13
性感染　3
清潔　6,7,26
　　──操作　6
　　──領域　7,22
生物学的感染　3
積算量　108
赤沈　52
赤血球沈降速度　52
鑷子　15
接触感染　3,5
接触者　3
接続（注射器）　17
セミクリティカル（リスク分類）　9
穿刺　61,62,78
　　──角度　62,78
　　──針付きカテーテル　139
　　──部位　78
洗浄　7,8
潜伏期保菌者　3
即時型過敏反応　60
測定値（血液検査）　68,69

【た】

タイガン　133,134
チーマンカテーテル　149

チェスト・ドレーン・バック　139,140,141
致死量　82
注射　76,93
　　インスリン──　117,119
　　筋肉──　94,95
　　自己──　117
　　静脈──　94,95,96
　　点滴静脈──　100,101,
　　　112,114
　　皮下──　94,95
　　皮内──　94
注射器　29,30,49,84,85
　　──の接続　17
注射針　29,30,49,84,85
　　──（インスリン注射）　118
注射法　76
中心静脈栄養法　92,101,102
中水準消毒　8
中殿筋　96
中毒量　82
チューブ　124,125
　　──型ドレーン　127
腸骨稜　96
調整バルブ（吸引カテーテル）　163
直接接触　3
直接伝播　3
治療的ドレナージ　126
筒先（注射器）　84,85
つばもと（注射器）　84
手洗い　11
低圧持続吸引　139,140,172
低血糖　122
　　──症状　122
低水準消毒　8
ディスポーザブル手袋　18
滴下数　103
手袋　18,50
　　ディスポーザブル──　18
点滴静脈注射　100,101,112,
　　114
転倒混和　54
伝播　3
　　間接──　3

直接── 3
添付文書　80
導尿　148,149,153
動脈血酸素分圧　161
動脈血酸素飽和度　161
毒薬　82
土壌感染　3
トレイ　50
　　──の清潔領域　23
ドレーン　124,125,127,128
　　開放式──　128
　　サンプ型──　127
　　チューブ型──　127
　　半閉鎖式──　128
　　フィルム型──　127
　　ブレイク型──　127
　　閉鎖式──　128
ドレナージ　124,126
　　開放式──　129,130,131
　　診断的──　126
　　治療的──　126
　　腹腔──　129
　　閉鎖式──　130,132
　　予防的──　126
トロッカーカテーテル　139

【な】

内筒（注射器）　84
内分泌学的検査　51,52
中口（注射器）　84,85
尿道カテーテル　148,149
ネラトンカテーテル　149,152
能動免疫　3
膿盆　50
　　──の清潔領域　23
ノンクリティカル（リスク分類）　9

【は】

バイアル　90,91
排液　133,135,143
　　──バッグ　147

バイオハザードマーク　33
媒介動物感染　3
媒介物感染　3
廃棄物　72,73
廃棄容器　30,33
配合禁忌　82
排尿バッグ　28
バッグバルブマスク　169
発症者　3
抜針　67
刃面（注射針）　49,85
針刺し事故　31,66,73
針基　84,85
半減期　82
絆創膏　50
半閉鎖式ドレーン　128
皮下注射　94,95
肘枕　50
　　──カバー　50
皮静脈　55
皮内注射　94
皮膚障害（ドレーンによる）　146
飛沫核感染　3
飛沫感染　3,5
飛沫散布　3
病原巣　3
病室　26
標準予防策　5
びん針　91
フィルム型ドレーン　127
フォーリーカテーテル　149,155
腹腔ドレナージ　129
副作用　82
服薬アドヒアランス　83
不潔　6,7,26
　　──領域　7,22
不顕性感染　3
普通薬　82
物理的消毒法　8
フランジ（注射器）　84
ブレイク型ドレーン　127
米国疾病予防管理センター　2,5
閉鎖式ドレーン　128

閉鎖式ドレナージ　130,132
ベベル　84,85
ヘマチュリアバルーンカテーテル　149
膀胱留置カテーテル　149,150,155
防塵マスク　32
保菌者　3
　　回復期──　3
　　健康──　3
　　潜伏期──　3
母子感染　3
ホッホシュテッターの部位　96
ボトル針　91
ポンプ　105,107,108
　　シリンジ──　105,108
　　輸液──　105,107

## 【ま】

マスク　32,38
　　N95──　33
　　サージカル──　32
　　防塵──　32
末梢静脈栄養法　92,101
麻薬　82
ミルキング　136,137
　　──ローラー　136,137
無菌　15
　　──室　26
　　──操作　6,15
　　──領域　22
滅菌　7,9
　　──手袋　19
　　──物　15,23
　　──法　9
　　──包の開封　25
　　──領域　7,24
免疫　3
　　──・血清学検査　51,52
　　受動──　3
　　能動──　3

## 【や】

薬効　80
薬剤師　81
薬物アレルギー　80,82
薬物感受性　82
薬物相互作用　82
有害反応　82
有効期限（消毒・滅菌の）　10
有効量　82
輸液　100,112
　　──製剤　90
　　──セット　88,103,104
　　──法　76
　　──ポンプ　105,107
　　──ライン　111
溶血　66
翼状針　30,51,87
横口（注射器）　84,85
予防的ドレナージ　126
与薬　81
　　──エラー　83

## 【ら】

ライン　111,124,125,136
　　──交換　138
ラテックス・アレルギー　18
ラベル　54
リキャップ　29,30,31,72
流水と石鹸による手指衛生　13
留置針　87
流量　108
ルート　124,125,136
レギュラーベベル　49,84,86
濾過法（滅菌法）　9

## 【数字】

6R　79

## 【A〜Z】

ADME 82
CDC 2,5
DIV 101
IC 94
ID 94
IM 94
IV 94
MRSA 5
N95マスク 33
PaO$_2$ 161
PPN 92,101
RB 49,84,86
SaO$_2$ 161
SB 49,86
SC 94
SpO$_2$ 161
TPN 92,101,102
VVR 44

## 見て 整理し 実践する 基礎看護技術

| | |
|---|---|
| 発　行 | 2018年4月20日　第1版第1刷© |
| 編　集 | 藤井千枝子 |
| 発行者 | 青山　智 |
| 発行所 | 株式会社 三輪書店 |
| | 〒113-0033　東京都文京区本郷 6-17-9　本郷綱ビル |
| | TEL 03-3816-7796　FAX 03-3816-7756 |
| | http://www.miwapubl.com/ |
| 装　丁 | 有限会社 エム・サンロード |
| 印刷所 | 三報社印刷 株式会社 |

本書の内容の無断複写・複製・転載は，著作権・出版権の侵害となることがありますので，ご注意ください．

ISBN 978-4-89590-623-4　C 3047

**JCOPY** ＜(社)出版者著作権管理機構 委託出版物＞
本書の無断複製は著作権法上での例外を除き禁じられています．複製される場合は，そのつど事前に，(社)出版者著作権管理機構（電話 03-3513-6969，FAX 03-3513-6979，e-mail：info@jcopy.or.jp）の許諾を得てください．